MÉTODO CANGURU

o prosseguir da vinculação pais-bebé prematuro

Revisão da correcção escrita efectuada pela Dr.ª ELISA AZEVEDO (Orientadora de Estágios em Colaboração com a Faculdade de Letras)

Revisão da correcção técnica de neonatologia efectuada pela Dr.ª FÁTIMA NEGRÃO (Pediatra da UCIN e UIP da Maternidade Bissaya Barreto)

FÁTIMA FELICIANO
Psicóloga Clínica
Doutorada em Psicologia Clínica
Especialista em Psicologia Clínica (HUC)
Investigadora em Pós-Doutoramento
em Psicologia Clínica (FCT)

MÉTODO CANGURU

o prosseguir da vinculação pais-bebé prematuro

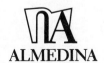

MÉTODO CANGURU

AUTORA
FÁTIMA FELICIANO
fatimafeli@portugalmail.pt
felicianofati@gmail.com

EDITOR
EDIÇÕES ALMEDINA, SA
Avenida Fernão Magalhães, n.º 584, 5.º Andar
3000-174 Coimbra
Tel: 239 851 904
Fax: 239 851 901
www.almedina.net
editora@almedina.net

PRÉ-IMPRESSÃO • IMPRESSÃO • ACABAMENTO
G.C. GRÁFICA DE COIMBRA, LDA.
Palheira – Assafarge
3001-453 Coimbra
producao@graficadecoimbra.pt

Outubro, 2007

DEPÓSITO LEGAL
266046/07

Os dados e as opiniões inseridos na presente publicação
são da exclusiva responsabilidade do(s) seu(s) autor(es).

Toda a reprodução desta obra, por fotocópia ou outro qualquer processo,
sem prévia autorização escrita do Editor,
é ilícita e passível de procedimento judicial contra o infractor.

O presente livro decorreu dalguns extractos da Dissertação apresentada pela autora ao Instituto de Educação e Psicologia da Universidade do Minho para Provas de Doutoramento em Psicologia Clínica, sob orientação do Prof. Doutor Carlos Fernandes Silva e co-orientação da Prof. Doutora Dymphna C. van den Boom da Faculdade PAOW da Universidade de Amsterdão, tendo contado com uma Bolsa de Doutoramento Mista (no País e no Estrangeiro), no âmbito do segundo Quadro Comunitário de Apoio, designada de PRAXIS XXI, pela Fundação Para A Ciência E A Tecnologia.

A síntese do estudo apresentada no capítulo XI foi realizado na Unidade de Cuidados Intensivos Neonatais em coordenação com a Unidade de Intervenção Precoce da Maternidade Bissaya Barreto, do Centro Hospitalar de Coimbra.

A forma final concretizou-se no contexto das actividades que a autora tem vindo a efectuar, no âmbito da bolsa de investigação Pós--Doutoramento Mista, financiada pela Fundação para a Ciência e a Tecnologia.

Do que fala a História, de que escândalos e afinidades vive a Política, que se pretende com os lucros ilusórios da manipulação Económica, que engendram os argumentos Cinematográficos e Literários, e a Poesia o que idolatra, o que se Fotografa, que se coloca na Tela, enfim, o que move o mundo? Tão só, e é nesta perspectiva reducionista que nos sentimos e somos tentados a ficar, de **Amor** falamos, todo e qualquer tipo de amor, todo e tudo o que faz alguém correr mundos, combater cansaços, esquecer-se de si no outro para em si se encontrar, provoca viagens internas das mais profundas e difíceis, eleva ao paraíso para também o inferno dar a conhecer, dádiva e beleza do encontro e reencontro, medo e dúvidas, desejos e rejeições, culpas e regozijos.

É disto que trata todo este trabalho, tão simplesmente de amor e dessa infinita e universal busca de amor, essência humana sem que se trate da sua exclusividade. É esse o tema deste livro, **Amor**, que não tem origem nem fim, nem limites nem regras, não foi criado nem desaparecerá, acciona fenómenos físico-químicos, matemáticos, ópticos, informáticos, psicológicos, económicos e políticos. Assim poderíamos optar também pelo título: **Amor: reinvenção de métodos e técnicas para medir a sua expressão.**

Para a minha sobrinha Catarina
Para a minha irmã Manuela
Para meus pais Joaquim e Emília

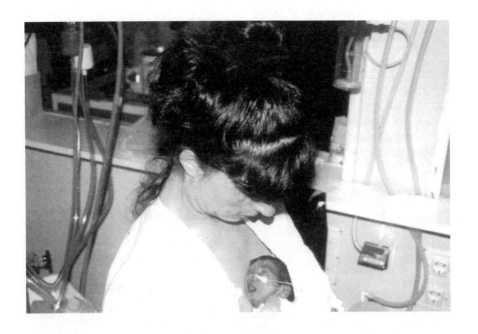

"Tinha os olhos abertos mas não via.
O corpo todo era saudade
de alguém que o modelara e não sabia
que o tocara de maio e claridade.

Parava o seu gesto e pára tudo:
no limiar das coisas por saber
– e ficara surdo e cego e mudo
para que tudo fosse grave no seu ser."

Eugénio de Andrade.
("O Anjo de Pedra" *in As Mãos e Os Frutos*)

A escritora inglesa Barbara Aria e a equipa da *Body Shop* (destacando a antropóloga Carroll Dunham), numa obra sobre as diferentes formas de celebração do parto humano, referem a existência de um tempo particular e especial entre pais e filhos aquando do seu nascimento, o que eles apelidam de *Mamatoto*[1] *Time*. Este tempo diz respeito ao 'luxuoso' tempo que os pais podem passar com os filhos após nascimento. *in Mamatoto a Celebration of Birth*, 1991.

INTRODUÇÃO

O nascimento de uma criança foi, é e será sempre um acontecimento sublime. Acontecimento que tem em si envolvidas emoções tão intensas que devastam e enaltecem o sentido de se ser humano. Por vezes essas emoções são intensamente dolorosas, acarretando um turbilhão de sentimentos e pensamentos confusos e exaustivos, que podem 'atirar com os pais para fora' do seu papel de pais e deixar o infante[2] lesado no contacto de que não pode usufruir.

---

[1] *Mamatoto* é um termo Swahili para mãe e criança.

[2] Utilizamos aqui o termo *infante* enquanto sinónimo do termo *bebé* – como podemos verificar no dicionário de Costa e Melo (1987), os dois termos em questão são definidos por: *Bebé* – criança de colo; criancinha que se enfeita como boneca. (Do fr. *Bebé*, nome de um anão da corte de Estanislau Leczynski. Séc. XIX). *Infante* – menino de tenra idade; criança; filho varão, não primogénito, do rei; nos primeiros tempos da monarquia, qualquer dos filhos do rei; soldado da infantaria; peão; adj. 2 gén. Que não fala. (Do lat. *Infante* –, «que ainda não fala»).

O motivo da nossa opção prende-se com o facto de a grande maioria da apreensão e debate, com profissionais envolvidos no método aqui abordado, ter decorrido na língua inglesa, na qual o termo *infant* é muito mais recorrente que o termo *baby*, pelo que a palavra

Por outras palavras:

O drama...

– O nosso bebé nasceu prematuro!

– Estávamos a preparar-nos para um futuro próximo em que o nosso bebé nasceria, redondinho e rosado, sorridente e mamão. Já tínhamos ouvido o seu coraçãozinho bater. De repente, eu grávida, sinto um mal-estar, rapidamente sou levada para a maternidade onde nos dizem que o nosso bebé vai nascer. Não tenho tempo de nada, a não ser um aperto no coração e confusão: O que aconteceu? Estava tudo a correr tão bem? O que fiz de errado? O que fizemos para merecer isto? Será que vai viver? Será saudável?

Finalmente recuperada das intervenções obstétricas, a mãe faz a sua primeira visita ao seu bebé. O pai, que teve oportunidade de o visitar quase de imediato (tendo ficado bastante incomodado com aqueles fios, máquinas, pequenez e aparente fragilidade do filho – ao que já se vai habituando), prepara-a para a situação e a imagem visual que ela irá encontrar.

– É muito constrangedor, aparenta ser tão frágil... e todos aqueles aparelhos para que servem? E todos os fios, será que lhe doem? Não posso fazer nada, os médicos e enfermeiros são quem sabe. Porque que é que isto aconteceu? O que é que eu fiz de errado? Porque é que o médico não me preveniu?

Ali ficaram ambos os pais a observar o bebé, sentindo-se impotentes perante todo aquele aparato tecnológico e competência dos profissionais. A sensação de incapacidade de qualquer acção em relação ao bebé, que não seja olhar, pode tornar-se num obstáculo a combater, o que pode vir a ser ultrapassado pelo incentivo do enfermeiro na aproximação, à medida que a estabilidade do bebé o vai permitindo.

Entre pais e filho de termo é usual retomar-se o contacto imediatamente após o parto, o qual lhes permite continuar o processo de vinculação; quando a criança é prematura este processo é interrompido aquando de um internamento na UCIN, acrescentando-se os receios e medos advindos da imaturidade do crescimento do infante prematuro.

---

portuguesa equivalente – *infante* – foi-se construindo nos nossos níveis de significado e afecto (ao nível de uma linguagem científica) de forma bastante evocativa e expressiva, no contexto específico deste trabalho.

Introdução   15

Torna-se óbvio a dificuldade que os pais terão em lidar com esta situação, consequentemente, qualquer acção que permita a estes pais terem um maior envolvimento e contacto directo com o seu filho, sem pôr em causa a sua sobrevivência, é mais que desejada. Qualquer um de nós, profissionais da saúde ou não, compreende "ser bom" dar aos pais e filho aquilo que o nascimento prematuro dificultou: interacção/contacto pais-infante que veicula a continuidade do conhecimento mútuo, os cheiros de parte a parte, os sons das vozes (até dos brinquedos sonoros), as imagens *nuanceadas* da composição facial e cores envolventes, o recíproco toque estimulante e relaxante, os sabores do leite materno e dos objectos que leva à boca (chupeta, pedaço de roupa, pele materna e paterna, roupa dos pais, etc.), assim como os cheiros que os pais vão percebendo como únicos e facilmente reconhecíveis do seu filho.

Assim a actuação tem-se intensificado nas últimas duas décadas em medidas que, procurando um maior envolvimento e autonomia dos pais no prestar de cuidados ao bebé na incubadora, incluem o livre acesso destes sempre que possam à unidade, o incentivo progressivo (na medida que a sua estabilidade e maturidade o vai permitindo) em tocar e falar com o seu filho, pegá-lo ao colo, alimentá-lo, executar algumas tarefas de higiene, por vezes até tarefas técnicas (a pais com maior destreza, em infantes mais próximos da alta e/ou a infantes que vão necessitar de alguns cuidados mais específicos no regresso a casa). Sempre com a percepção de que os pais são os melhores e mais desejáveis para prestarem grande parte dos cuidados aos seus filhos.

Desta forma, desde há já alguns anos tem vindo a ser paulatinamente introduzida nalgumas UCINs portuguesas uma actuação particularmente envolvente, com grande aceitação pelos pais e visíveis benefícios no infante, onde pais e filho têm a possibilidade do reencontro, tão cedo e prolongado quanto for possível.

Médicos e enfermeiros são os principais mediadores desta actuação: incentivando, orientando, esclarecendo e procedendo à colocação do bebé em contacto pele-a-pele com a mãe ou pai, colocando um cobertor nas costas do bebé ou ajudando o progenitor a fechar a sua própria roupa, o que resulta numa bolsa que acolhe o bebé. Falamos do **método canguru** (MC), assim apelidado pela sua óbvia semelhança aos procedimentos dos mamíferos marsupiais da Austrália que preservam a cria numa bolsa materna até esta estar pronta a vir cá para fora.

É no contexto atrás descrito que investigámos, numa instituição portuguesa – MBB, pretendendo sistematizar a aplicação da referida actuação contacto pele-a-pele ou contacto canguru, de forma a ser considerada parte dos procedimentos diários da UCIN, tão importante e imprescindível como os procedimentos avaliados de vitais. Para reforçar esta forma de envolvimento de ambos os pais com o seu filho prematuro, tornou-se importante efectivar investigação que viesse a confirmar a estabilidade e segurança ao nível fisiológico e os benefícios no desenvolvimento do infante, assim como a avaliar a mudança ocorrida nos pais (mulheres e homens) que têm oportunidade de ter este contacto pele-a-pele com o seu filho durante a sua estada na incubadora e berço da UCIN.

Neste livro em que vos apresentamos os procedimentos que permitem uma intensificação da relação pais-filho, no contexto da UCIN, denominado de Método Canguru, iniciamos com uma pequena descrição do método, para a seguir referirmos a sua origem na Colômbia, prosseguindo com a sua expansão através da UNICEF, OMS e o estudo esclarecedor de Susan Golant. A sua divulgação veio a repercutir-se nalguns países da América (EUA, Canadá e Argentina) e Europa (Suécia, Holanda, Inglaterra França, Alemanha, Noruega, Finlândia, Dinamarca). Depois apresentamos algumas críticas e alertas feitas por uma equipa de investigadores em relação ao método canguru original (iniciado na Colômbia e praticado 24 horas diárias). Continuamos com algumas propostas baseadas noutros estudos efectivados na Europa, que permitem a consideração de aspectos práticos na aplicação do método canguru adaptado aos cuidados intensivos neonatais.

Prosseguimos com a apresentação dos critérios para a aplicação do método canguru, ao nível dos critérios de elegibilidade para os infantes a quem este pode ser veiculado; em relação à altura em que este se deve efectuar de acordo com os seus horários de alimentação, rotina da unidade e procedimentos médicos; e sublinhando os preparativos que antecedem a efectivação do contacto canguru, aqueles que deverão ser tidos em conta durante cada sessão de contacto

Introdução 17

canguru e os preparativos e cuidados de suavização na transferência do infante do colo dos pais para a incubadora, após a sessão de contacto canguru.

Apresentamos depois alguns estudos dos anos 90 que avaliam a intervenção com o MC a vários níveis: ao nível dos aspectos desenvolvimentais, quanto aos seus benefícios ao nível do stresse materno, na diminuição da dor e choro durante os procedimentos clínicos prestados ao infante; ao nível da autoconfiança dos pais e também em relação à amamentação materna. A seguir referimos as implicações desses benefícios em termos fisiológicos, comportamentais e emocionais (no desenvolvimento neurocomportamental, na temperatura, capacidade cardíaca, respiratória e saturação de oxigénio; na satisfação e preferência materna; no peso, desenvolvimento motor e relaxamento); assim como em termos relacionais (entre pais e filho prematuro).

Fazemos uma pequena referência à relação do método canguru com a vinculação, comparando os primeiros contactos com o infante de termo e os primeiros contactos com o infante prematuro, depois apresentando acontecimentos que podem perturbar a vinculação do infante na UCIN e intervenções que a podem recuperar.

Neste Livro procedemos também à apresentação de aspectos práticos de aplicação do MC em relação a situações específicas, tais como a amamentação, o envolvimento paterno, a unidade e seus procedimentos e a aplicação do método em casa.

No final apresentamos um pequeno capítulo sobre os resultados mais relevantes e qualitativamente mais significativos do estudo em que procurámos implementar o MC na Maternidade Bissaya Barreto, do Centro Hospitalar de Coimbra. Desta forma confirmámos a conveniência da utilização do MC numa UCIN portuguesa, assim como algumas das componentes envolvidas que o justificam enquanto método que facilita e favorece a relação pais-infante prematuro, durante o internamento na UCIN, promovendo a continuidade de uma vinculação qualitativamente mais desejável.

Depois fazemos uma síntese de todos os aspectos envolvidos e abordados e terminamos com um comentário pessoal a propósito da comoção que o testemunhar esta prática nos proporciona.

CAPÍTULO I
APARECIMENTO E EXPANSÃO DO MÉTODO CANGURU

Método Canguru (MC), como o próprio termo indica designa um programa cuja sequência de operações assume aspectos que se assemelham à forma como os marsupiais, particularmente o mais conhecido – Canguru, carregam os seus filhos até que estejam prontos a enfrentar o meio envolvente de forma segura. À semelhança deste animal saltador, há situações de nascimentos de infantes humanos que acontecem antes do tempo previsto e necessário para uma maturação dos órgãos vitais que assegure a sua sobrevivência, logo torna-se imprescindível proporcionar-lhes uma situação intermédia entre o útero e o meio ambiente que nos envolve.

Neste sentido, a ciência tem caminhado a par e passo com a tecnologia recriando um espaço onde o infante, nascido prematuramente, consiga continuar o processo maturacional previsto *in utero*; daí que esse tenha de lhe garantir uma temperatura desejável e estável, níveis de oxigénio adequados e com a melhor qualidade possível (ambiente asséptico), apoios técnicos que garantam a sua alimentação, a respiração e batimento cardíaco regular. Falamos dos cuidados de alta tecnologia que recorrem ao instrumento denominado de incubadora e uma série de apetrechos associados (e.g. eléctrodos, tubos, monitores, etc.).

Os cuidados anteriormente referidos revelam-se de grande valor e têm permitido a sobrevivência de muitos infantes que, de outra forma, não teria sido possível salvar. Daí que os valores da mortalidade tenham vindo a baixar, o que não obsta a que a questão da morbilidade ainda tenha muito que caminhar e a qualidade de vida destas crianças ainda esteja muito longe de ser bem conhecida e completamente garantida (capacidades cognitivas, sócio-afectivas, etc.).

É dentro desta preocupação que se inserem muitas das formas de intervenção, estudos e análises concretizadas por profissionais das várias áreas da saúde, desde pediatras a enfermeiros, psicólogos, assistentes sociais, médicos de família, etc. Contexto este que justifica o nosso interesse pelo método Canguru, seu conteúdo, utilização, adequação e resultados.

1. A Origem do Método Canguru

O Método Canguru teve a sua origem no *San Juan de Dios Hospital* de Bogotá – Colômbia, em Setembro de 1979, com os pediatras Edgar Rey e Hector Martinez que o desenvolveram e baptizaram. Este surge por falta de incubadoras para um único infante, donde a colocação de mais de um infante por incubadora conduziu ao aumento de infecções. As mães colombianas passaram então a ter um papel de "incubadoras humanas" o que é apreciado pelos médicos visto que na outra alternativa estes infantes poderiam morrer (Affonso e col.; 1993). Daí que, originalmente, o método signifique o uso ininterrupto de temperatura corporal do adulto para manter a temperatura corporal do infante, amamentação exclusiva e alta hospitalar do infante com qualquer peso ou idade gestacional desde que estável, o que habitualmente ocorre após 48 horas de canguru (C) no hospital sem qualquer complicação; características defendidas como sendo o mais saudável para o infante prematuro.

Nesta intervenção o infante é colocado de fralda e barrete entre os seios da mãe, por dentro da sua roupa que funciona como "saco" que o contém, segura e protege da variação da temperatura e aproxima do seio materno. É a partir do contacto ocorrido entre a pele do infante e a da mãe que surge a designação, paralelamente utilizada para esta intervenção, de contacto pele-a-pele (Ludington-Hoe e Swinth; 1996).

Resumidamente, apresentam-se como características originais do método Canguru:

- a temperatura do adulto ininterrupta (pelo contacto pele-a-pele) para manter a temperatura corporal do infante,
- amamentação materna exclusiva,

Aparecimento e Expansão do Método Canguru

- alta hospitalar com qualquer peso ou idade gestacional,
- crianças com 700g são enviadas para casa pelo hospital, após 48 horas deste contacto no hospital sem complicações, tendo as mães instruções para as levarem a um clínico externo para o seguimento

Segundo Rey e Martinez (Ludington-Hoe e Golant, 1993) a experiência resultou, tendo verificado que as taxas de mortalidade desceram de 70% para 30%, que as mães abandonavam menos os seus filhos, que as crianças ganhavam peso e sobreviviam e as mães ligavam-se mais aos seus infantes.

Face a isto, os dois pediatras apresentaram esta forma de actuação no Encontro Internacional em Bogotá, conseguindo chamar a atenção e o envolvimento da UNICEF (primeira organização a divulgar os estudos nesta área) e da Organização Mundial de Saúde (OMS). A partir daqui, vários países vieram posteriormente a utilizar o MC, tais como a Suécia, a Holanda e a Inglaterra; tendo sido efectuados alguns estudos, de 1983 a 1986, para averiguarem quais as reais vantagens advindas da sua prática.

Uma das autoras do livro que temos vindo a referir, Susan Golant, envolveu-se com este método após visionar um filme com uma mãe colombiana a levar o seu filho à clínica debaixo das suas roupas, tendo a criança sido pesada e medida após o que voltou à sua posição inicial junto do peito da mãe. O impacto que estas imagens tiveram nela advêm do carinho com que viu a mãe a pegar no seu filho e no rosto descansado e contente do infante. Para além disto, esta especialista durante a sua investigação de doutoramento pôde observar que a realização de movimentos repetidos e ritmados entre mãe e filho eram uma constante no estabelecer de laços efectivos e promoviam o crescimento da criança. Em 1987 foi convidada pela Sociedade Colombiana de Obstetras e Ginecologistas podendo observar na prática as vantagens decorrentes da utilização do método, sendo o foco da sua observação averiguar de que forma é que se ligavam e estreitavam os laços entre mãe e filho, durante o período neonatal, no decurso deste contacto.

Apesar do estudo que Susan Golant efectivava não ter podido ser concluído por motivos económicos, esta pôde ainda observar que, durante a amamentação, as mães esperavam que os infantes lhe cheirassem a mama e se dirigissem a ela. Quando estes conseguiam coordenar os movimentos de sugar, engolir e respirar, as mães podiam ir para casa com instruções no sentido de voltarem no dia seguinte para verificar o peso e diagnosticar possíveis sinais de infecção. Se o infante não tivesse ganho peso, o leite materno era administrado através de um tubo enquanto a mãe lhe pegava. Na medida em que a criança ia ganhando peso e se ia revelando mais forte, estes passavam a ir uma só vez por semana à clínica, depois as visitas iam-se espaçando cada vez mais até ao 1 ano de vida da criança.

A sua implementação nos EUA apresentou algumas dificuldades, tendo sido recusada em cerca de 8 hospitais que Susan Golant contactou, até que no Hospital Presbiteriano de Los Angeles um pediatra que acreditava fortemente na importância do contacto humano permitiu dar-se início à sua aplicação em 1988.

2. A Expansão do Método Canguru

A possibilidade de este contacto pele-a-pele promover a ligação mãe-filho (BAUER e col., 1997) é uma razão essencial para os profissionais dos países industrializados procurarem implementar o método C nas suas Unidades de Cuidados Intensivos Neonatais (UCINs). No entanto, em duas das suas características (as últimas atrás referidas) residem algumas restrições para uma aceitação do método original. Torna-se então compreensível que, em instituições de países desenvolvidos, este método se faça por um período, usualmente, entre 60 e 75 minutos por dia, na UCIN, sendo assim o contacto pele-a-pele associado ao cuidado tecnológico e intensivo, enquanto que os cuidados para com os prematuros muito pequenos em Bogotá são responsabilidade da mãe 24 horas por dia e em casa. Daqui resulta que as formas não convencionais de cuidados como pegar o infante em contacto pele-a-pele são presentemente nomeadas por cuidados canguru de forma alterada; donde a amamentação exclusiva e alta hospitalar com qualquer peso ou idade gestacional para o infante, verificados no método canguru original e vistos como saudáveis, devam ser abandonadas pela evidência dalguns estudos de poderem provocar diminuição de sobrevivência e crescimento debilitado. (Diaz-Rossello, 1996).

A prática de colocar os prematuros na incubadora para manter a temperatura acima dos 36°C ou 96.8°F "dificulta" aos pais o estabelecimento de um contacto precoce com os seus infantes. Perante esta dificuldade desenvolveram-se práticas de retirar o infante da incubadora, sendo a mais usada aquela em que o infante é enrolado por uma coberta e colocado nos braços da mãe. Neste contexto, os cuidados Canguru têm vindo a ser disseminados como alternativa à prática tradicional de retirar o infante da incubadora para os braços da mãe (Legault e Goulet, 1995), vindo a ser implementada esta nova forma de retirar o infante para o peito nu da mãe como cuidado padrão para prematuros nas enfermarias de imensos países (Affonso e col., 1993).

Assim, a prática médica não convencional refere-se aos cuidados C disseminados como "cuidados racionais para o infante prematuro", sendo uma prática alternativa aos cuidados de alta tecnologia, difere bastante das práticas comuns utilizadas desde a 1ª enfermaria para infantes prematuros, em Paris, há 100 anos. (Diaz-Rossello, *ob. cit.*).

Esta alternativa tem vindo a ser usada em muitas enfermarias modernas e com descrição de benefícios evidentes. Desses benefícios é exemplo um estudo feito na Suécia em que foram solicitadas as reacções das mães: estas relataram mais respostas emocionais para com os seus filhos, aumentaram a sua autoconfiança e estavam prontas para levarem os filhos mais cedo para casa. (Affonso e col.; *ob. cit.*).

Affonso e col. (*ob. cit.*) fizeram uma revisão bibliográfica, procurando verificar e avaliar de que forma a criança e os pais passam por respostas emocionais e fisiológicas registadas aquando do contacto pele-a-pele, obtendo como resultados os dados que se seguem:

- Estudo com 3 horas de contacto pele-a-pele – aconteceram sinais normais vitais no infante, as mães apresentaram maior produção de leite e verbalizaram sentimentos de satisfação em relação ao seu infante.
- Estudo com 36 minutos de contacto pele-a-pele – ocorreu aumento de lactação, diminuição de choro dos infantes aos 6 meses e respostas fisiológicas ou sinais vitais iguais aos das crianças não prematuras com a mesma idade.
- Estudo em que se alternava o tempo de contacto pele-a-pele (entre 20 minutos e 60 minutos) – também aconteceu um aumento de lactação, assim como da satisfação materna.

- Estudo com 3 sessões de contacto pele-a-pele – verificou-se que os infantes apresentavam um sono mais calmo e uma redução do sono activo, avaliado aos 4 dias de alta hospitalar, comparado com o sono antes de cada contacto. Neste não se registaram respostas maternas do contacto pele-a-pele.

- Estudo com 33 infantes suecos – o aumento do significado (que se relaciona com acontecimentos sobre o parto prematuro, hospitalização e percepção de que o infante conhece a mãe), da mestria (autoconfiança no cuidar e amamentar, pouca ansiedade pela enfermagem e desejo intenso na visita) e da auto-estima (aquisição do papel de mãe e impaciência em levar o infante para casa) são identificadas nas reacções emocionais maternas. As outras mães sem esta experiência revelaram-se preocupadas com questões sobre a causa do parto prematuro, hesitantes sobre a alta e mais frequentemente abandonaram a lactação.

Numa perspectiva de apurar actuações sobre formas de intervir junto do infante prematuro, Ludington-Hoe e Golant (1993) fazem um extenso trabalho sobre o MC ou cuidado C (como os autores apelidam esta forma de intervenção), partindo de um comovente acontecimento em Boston e da consideração de que de todos os sistemas sensoriais do feto se encontram funcionais desde a 18ª semana.

Quanto ao acontecimento de Bóston, este refere-se a um infante com 24 semanas cujo estado de saúde era muito grave, sendo muito difícil mantê-lo vivo face à ineficácia dos tratamentos aplicados, assim este foi entregue à mãe para que ela se pudesse despedir dele. Mãe e filho foram deixados a sós, altura em que, por iniciativa sua, a mãe o despiu e colocou sobre o peito. Tendo os enfermeiros voltado 2 horas depois, encontraram-no vivo e com os valores de oxigénio aumentados, a pressão sanguínea mais estável e a respiração mais tranquila. A mãe ficou com o filho junto de si durante a noite e após 24 horas as melhoras eram significativas, depois o pai substituiu a mãe. As melhoras prosseguiram ao longo das semanas e ao fim de 4 meses esta criança teve alta. Após este evento tão sensibilizador passou-se a aplicar este método a todos os prematuros nesta unidade.

Quanto à funcionalidade dos sistemas sensoriais no prematuro torna-se importante referir que estes se verificam a partir da 18ª semana de gestação, ainda que não totalmente formados. Isto significa que o prematuro pode ver, sentir, tocar, cheirar, saborear e percepcionar o movimento. Face a este funcionamento, a criança nascida prematuramente torna-se hipersensível pois a imaturidade do seu cérebro não lhe permite "filtrar" a informação importante, o que conduz a poder ficar assustada ao mínimo ruído, com aceleração de ritmo cardíaco, a respiração pode parar e até o tom de pele se pode alterar. Estes comportamentos do infante parecem pedir que se desliguem as luzes intensas, ou que parem rapidamente certos procedimentos clínicos por percepcionarem que o toque nas diversas intervenções clínicas é seguido de dor.

Face a estas capacidades e defesas, o prematuro ao ser mantido em isolamento na UCIN vê-se privado da sua manifestação e estimulação dos sistemas sensoriais adequada a um desenvolvimento mais potenciado. É neste contexto que, em 1983, surge o MC, como alternativa de resposta à privação, invasão e angústia que esta situação acarreta, passando a constituir um importante suplemento do procedimento médico. Actuação em que o técnico retira o infante e o coloca junto do peito de um dos pais, num contacto pele-a-pele. Nas horas seguintes os pais vão perceber como ele fica calmo, se aconchega e adormece, pelo que nem os sons fortes, nem as luzes intensas, nem os fios e tubos parecem incomodá-lo, como se esta situação funcionasse como um possível 'filtro' de informação importante e necessário ao bebé.

Isto passa-se porque o método canguru permite:

- Um batimento cardíaco estável
- Regular os movimentos respiratórios
- Melhorar a distribuição do oxigénio por todo o corpo
- Evitar o arrefecimento do corpo (evitando a maior necessidade de oxigénio e um maior gasto de calorias)
- Períodos mais longos de sono calmo
- Aumento de peso mais rápido
- Redução da actividade sem sentido que consome calorias necessárias ao crescimento e saúde do infante
- Que o infante chore menos

- Aumentar os períodos de vigilância (que permitem uma maturação a nível social)
- Oportunidade de aleitamento e as vantagens que advêm do aleitamento materno
- A promoção da vinculação precoce
- Aumentar a possibilidade de sair mais cedo do hospital.

Porque o método canguru:

- Cria condições similares às que este experienciou na vida intrauterina, tais como o som do batimento cardíaco materno e a voz materna associada ao ritmo da sua respiração
- Proporciona flexibilidade, como o dobrar os braços e as pernas
- Protege o infante e faz com que deixe por algum tempo o ambiente angustiante da incubadora.

Acresce ainda o facto de, segundo Ludington-Hoe e Golant (*ob. cit.*), se ter descoberto que as mães regulavam a temperatura do seu corpo, de forma inconsciente, para que a temperatura da pele do seu filho estivesse sempre no nível desejável. O que acontece é que se o infante tiver uma temperatura mais fria que o desejável, o corpo da mãe aquece para promover o aquecimento do filho e vice-versa.

Fenómeno este que foi encontrado junto de 12 mães a quem tinha sido dito que o filho estava a arrefecer, a partir daí elas regulavam a sua temperatura, podendo subir numa média de 2 graus centígrados e de forma imediata, o que acontecia de forma idêntica e rapidamente no corpo da criança. Após a temperatura do infante ter atingido o valor pretendido, a temperatura do corpo da mãe mantinha-se estável e regular. A isto se chama um fantástico processo de **sincronia térmica entre mãe e filho**.

3. Países Envolvidos no Método Canguru

Os países que se encontram actualmente a efectivar o MC são cada vez mais e com uma prática adaptada às suas determinações clínicas, relacionadas com a sua rotina, procedimentos médicos, questões morais, culturais e religiosas, embora com critérios e princípios de actuação de base comuns. Desta forma, estes podem variar no tempo e frequência de cada sessão, na altura em que esta é efectivada em relação à rotina e procedimentos clínicos, no incentivo de participação dado à mãe, ao pai ou outros familiares, na promoção de privacidade, etc..

Sendo ainda difícil e exaustivo conhecer todos os sítios onde este é aplicado, com todas as suas nuances e especificidades, pode falar-se de 3 variantes do MC em função de diferentes objectivos:

a) como **alternativa à incubadora**, a qual existe em número escasso para todos os infantes necessitados, correndo grandes riscos de infecção – acontece em países como Colómbia, Bolívia, Equador, Guatemala, Peru, Moçambique;

b) como forma de **melhorar a relação mãe-infante** nos serviços de neonatologia, em articulação com os serviços tecnológicos assegurados – de que são exemplo países como:

   Holanda – foi introduzido em 1985 por Richard de Leeuw no Hospital Académico de Amsterdão, onde é actualmente uma prática diária tal como qualquer procedimento médico e numa alternância de pai e mãe;

   França – foi introduzido em 1995 por Pierre Balde no Hospital privado da Seine-Saint-Denis, e por Jean-Pierre Relier no Serviço de Neonatologia de Port-Royal; sendo efectivado com o levar o infante até à mãe, no seu quarto, constituindo as ditas "Unidades Canguru";

   Inglaterra – foi introduzido em 1984 por Andrew Whitelaw do Hospital de Hammersmith de Londres;

   Outros países foram acolhendo esta prática ao longo da década de 80, tais como EUA (1988), Alemanha, Suécia (1985), Noruega (1981), Finlândia, Dinamarca, Argentina, Canadá e Brasil. Presentemente, também podemos afirmar que esta é utilizada em Portugal, sendo difícil precisar a data da sua introdução, (talvez nos anos 90 mas ocorrendo de forma suave e cuidadosa).

c) como **única alternativa** à morte dos infantes de baixo peso à nascença, face à total ausência de incubadoras – Zimbabué

Partindo da inspiração pragmática de Rey e Martinez, da sua aplicação prática no centro de que eram responsáveis, com a iniciativa e disponibilização da UNICEF, que divulgou esta forma de cuidado e procedimento clínico pela comunidade científica internacional, e depois com a adesão da OMS, conjuntamente com os diversos aspectos atrás referidos, se veio a justificar o interesse e a fundamentação para que o envolvimento parental fornecido pelo C fosse um procedimento a ser estudado, adaptado e adoptado em qualquer comunidade de prestação de saúde onde haja infantes que, por motivos de saúde e maturação, não possam estar junto de seus pais, permitindo assim que estas crianças possam prosseguir o seu processo de vinculação, sentindo-se amados, únicos, (re)conhecendo e dando-se a (re)conhecer.

CAPÍTULO II
LIMITAÇÕES E CRITICAS
DO MÉTODO CANGURU

Faz parte do processo de implementação e expansão de um método, que se pretende desejável, o estudo que valide a segurança da sua aplicação, as condições em que este deve ocorrer, as vantagens da sua utilização, as especificidades culturais e institucionais da comunidade em questão, as características científico-tecnológicas do sistema de saúde e o enquadramento ético que orienta as políticas de saúde dessa comunidade. É neste sentido que alguns autores se têm vindo a debruçar sobre os resultados apresentados na aplicação do MC, dos quais passamos a apresentar alguns divulgados como relevantes.

Diaz-Rossello (*ob. cit.*) – procura avaliar o método original de cuidados dos infantes prematuros, prática não convencional de retirar o infante da incubadora ou também apelidado contacto pele-a-pele, com base nos dados apresentados pelos seus autores originais e discutindo os critérios de afirmação de sucesso e as normas de ética internacionais (que regem também a comunidade científica e de saúde do nosso país).

Dessa (re)avaliação resultam as informações que se seguem:

- os autores do método proclamam o aumento de sobrevivência, mas os seus dados são baseados nos infantes que prosseguiram no seguimento, não contam com os que morreram nos primeiros dias, ou que não voltaram às consultas de seguimento externo;
- nos primeiros 5 anos a mortalidade não se alterou, manteve-se bastante elevada; na alta a mortalidade também era elevada

entre os de clínica ambulatória e os dados dos infantes "perdidos" nunca chegados ao seguimento (só 40-50% das altas chegam ao seguimento) são inexistentes;

- uma perda inicial de peso e desenvolvimento são documentadas por observadores mas não pelos pioneiros Rey e Martinez; assim Whitelaw e Sleath observam, até aos 36 dias, uma falha no ganho de peso e Diaz-Rossello e col. observaram um crescimento significativamente debilitado;

- Charpak e col. relatam uma observação recente (1990/92) da experiência de Rey e Martinez na Colômbia, com 85% de seguimentos até ao 1A de idade, que revela uma mortalidade neonatal elevada (33% verificados nos prematuros com alta antes de reunirem condições relativas ao peso de 2000g – 9 dos 162 sobreviventes morreram após alta e antes do término do cuidado Canguru; 7 dos 9 morreram em casa mais tardiamente e 2 ainda recorreram a cuidados médicos sem êxito; todas as mães revelaram quase inexistência de suporte familiar e comunitário e 1 não tinha lar) apesar de estarem sob um protocolo de investigação e de terem sido feitas entrevistas por profissionais, resultados para os quais os autores não avançam explicações;

- noutro hospital da mesma cidade (usado como controlo), após determinação de elegibilidade e durante os cuidados convencionais, 3 dos 170 infantes morreram; Charpak e col. Confirmam na população estudada que a debilidade de crescimento longitudinalmente atinge o seu pico aos 3 meses de idade;

- os mesmos autores também constataram que algumas mães abandonaram o método Canguru, mas não foram tomadas medidas alternativas por forma a ser-lhes proporcionada um outro tipo de cuidados;

- outros resultados que interessa analisar são os possíveis benefícios do contacto pele-a-pele nos aspectos psicológicos mãe-infante e duração da amamentação materna; no entanto no artigo de Rey e Martinez não se encontrou qualquer análise dos dados relativos aos aspectos psicológicos (o único estudo de amostra ao acaso feita nesse tópico não apresenta diferenças nos indicadores psicológicos medidos nas mães canguru com infantes nus e nas que os pegavam vestidos);

Limitações e Críticas do Método Canguru

- nesse estudo o contacto pele-a-pele não era mais efectivo do que outras formas de contacto e suporte geral para com o prover confiança e sentimentos positivos a longo termo nas mães; estudos de Sloan e col. mostram que o sucesso no manter a amamentação materna é independente do cuidado canguru.

Os autores prosseguem com os aspectos éticos referindo que o método proposto por Rey e Martinez não é seguro pois:

- a alta com peso e idade gestacional inapropriada nunca será aprovada pelo comité de ética internacional;
- uma mudança nos cuidados tradicionais deve começar pelo lado seguro (e.g. diminuir o peso de alta por um limite comprovadamente seguro);
- estudos sobre os limites apresentam um grupo experimental com 5-10% mais de peso do que no grupo de controlo com 2000-2200g, revelando que o grau de segurança depende do peso e da exactidão da avaliação de outros parâmetros aquando da alta;
- o critério elegível "ter ultrapassado todos os problemas *major* de adaptação à vida extra-uterina (estar na incubadora sem necessitar de algum tratamento especifico) e estar habilitado à sucção e a engolir de forma apropriada" é difícil de quantificar independentemente do peso e idade gestacional. Charpak e col. revelam que as condições de pre-elegibilidade diferem de centro para centro em relação ao estado de saúde e peso, confirmando que pode haver erros na aplicação do critério de elegibilidade; assim seguro é o ponto central, em qualquer avaliação, em que a alta deve ser promovida o mais cedo que permita a maximização dos benefícios e minimize os problemas (não existe apoio cientifico para que a proposta de cuidados C de alta se efectue antes dos 1800-1900g);
- será eticamente correcto continuar a intervenção quando o recém-nascido (RN) necessita de cerca de 2 a 3 vezes mais do tempo estandardizado para aumentar o peso de nascimento?;
- há uma obrigação ética em aceitar o estandardizado para o cuidado de todos os infantes; qualquer desvio da normalidade

neste período crítico de crescimento e desenvolvimento deve
ser imediatamente corrigido;
- a razão inicial para aplicar o método canguru, devido a faltas
de recursos, não se justifica nos países desenvolvidos (manter
os bebés em C 24 horas em casa, sendo os cuidados convencionais possíveis, nunca será aprovado por nenhum comité de
ética). Não é claro o motivo pelo qual um grande centro
perinatal terciário com uma UCIN e completa composição das
maiores especialidades médicas dá alta a mães com bebés de
tão baixo peso; na experiência destes autores as mães que
podem estar ao lado dos seus bebés não querem deixar o
hospital sem que lhes seja transmitido e percebido ser completamente seguro para os mesmos;

Vê-se um enviezamento constante a favorecer o canguru e in-
consistência entre análise de dados e as conclusões, pelo que:

- Charpak e col. dizem que a análise de regressão lógica apresenta como única variável de associação ao aumento de risco
de morte, no 1º ano de vida, o estado de saúde antes da
elegibilidade e maturidade do bebé (idade gestacional e peso
à nascença), razão de segurança usada nos últimos 100 anos e
só questionada pelo método canguru original utilizado na
Colômbia;
- surpreende o facto de estes profissionais sugerirem um método como promissor quando não tinham evidência suficiente a
suportar a sua eficácia;
- a informação neste domínio é limitada, o estudo aqui referido
e efectivado pelos autores que avaliam esta intervenção na
Colômbia não foi publicado no artigo da *Pediatrics* mas no
World Laboratory e dá uma avaliação significativamente menos
positiva do canguru do que os autores dão conhecimento.

Neste contexto conclui-se que:

- a maior dificuldade em rever as avaliações dos cuidados canguru é que as componentes distintas do método não foram
totalmente replicadas nas outras experiências descritas do
canguru, variações surgem em relação ao original como é o

caso do estudo de Sloan e col., desenhado com critério de elegibilidade mais restrito, com bebés mais pesados e maduros, cuidado hospitalar mais longo, preocupações com alimentação e protecção térmica, supervisão médica e apoio de enfermeiro;

* formas convencionais de cuidados como o pegar do bebé com e sem contacto pele-a-pele são presentemente nomeadas por canguru de forma alterada; o original deve ser abandonado pela evidência que provoca diminuição de sobrevivência e crescimento debilitado. Torna-se necessário a sua aplicação adaptada às condições de cada realidade científica e sócio--cultural.

Segundo outros autores, como Affonso e col. (*ob. cit.*), apesar dos dados apontarem para segurança e fiabilidade do C, a questão do tempo e dos critérios da amostra limitam a generalização dos resultados.

Nos estudos qualitativos em que se exploram os sentimentos maternos no C prolongado, os métodos de entrevista não são descritos e são obtidos num só ponto de vista e retrospectivamente. Por esta razão, estes autores julgam que se deverão explorar as reacções maternas ao C, prospectivamente, e a relevância de uma adaptação cognitiva e organização de temas numa amostra de mães de alto risco com infantes prematuros.

Os aspectos apresentados não invalidam a prática mas conduzem a algumas medidas e à necessidade de adaptação, assim como o recurso a critérios internacionais para a sua utilização nos procedimentos clínicos em qualquer UCIN. Poderíamos mesmo dizer que estes estudos de oposição aos benefícios do C apresentados por Rey e Martinez, também sofrem das mesmas dificuldades e limitações que os estudos dos autores contestados, logo a sua validade também é contestável. Parece então óbvio e acertado prosseguir na investigação cada vez mais específica que assegure a sua prática sem prejuízos.

CAPÍTULO III
ASPECTOS PRÁTICOS NA APLICAÇÃO
DO MÉTODO CANGURU

Partindo das divergências sobre o C original e dentro dos critérios internacionais este tem vindo a ser considerado e adaptado à realidade da elevada tecnologia das UCINs de países industrializados, surgindo assim com uma aplicação distinta que necessitou e vai necessitando de ser adequada a cada realidade (tanto em termos dos recursos de dada unidade e equipa como da especificidade de cada criança e seus pais).

Desta forma, a técnica de intervenção ou actuação com o MC, também apelidada de contacto pele-a-pele, em si mesma abarca procedimentos com diversos passos e cuidados a considerar na sua aplicação, aos quais se associam alguns procedimentos de avaliação, pelo que vamos atentar nalguns autores que sublinham aspectos considerados relevantes e orientadores para um pragmatismo fácil e acessível e cujas práticas revelaram segurança e aplicabilidade efectiva.

Baseando-nos no estudo de Bauer e col. (1997) a sua metodologia refere aspectos da aplicação e avaliação do método a registar, tais como: o estudo decorria à tarde, com medidas registadas sempre à mesma hora do dia, 1 hora após a última refeição e não intervindo com as 3 horas de rotina de enfermagem (iniciava-se às 16 horas com estudo e medidas por 60 minutos na incubadora, antes do contacto pele-a-pele, às 17 horas o infante era colocada no peito da mãe entre os seios e coberto com um cobertor onde ficava por 60 minutos, a mãe sentava-se numa cadeira confortável, a temperatura da sala era de 26°C e humidade relativa de 40%, o infante volta para a incubadora e são registadas medidas por mais 60 minutos); às crianças que necessitavam de aumento de concentração de oxigénio inspirado foi-lhe ministrado O_2 durante o contacto pele-a-pele via tubo; a temperatura rectal foi medida por colocação de termómetro introduzido 2cm no recto, a temperatura corporal periférica foi medida na planta do pé direito, a temperatura do ar foi medida por termómetro a 10cm do infante e temperatura do colchão por termómetro colocado a 3cm do infante (no colchão), a temperatura corporal da mãe foi medida a 2cm da clavícula direita, e a temperatura do ar da coberta também foi medida; estas medidas e as do batimento cardíaco e saturação de oxigénio e hemoglobina foram medidas continuamente; a actividade do infante foi graduada a cada minuto do + 5 ao - 4 (do choro aos olhos fechados e sem movimento – usando as medidas *Brueck* modificadas) e o tempo usado a dormir também usava a medida pela mesma escala indo dos - 3 aos - 4 (olhos fechados com e sem movimentos faciais); o consentimento parental foi obtido de forma escrita, para cada criança; os dados foram analisados pelo *SPSS statistical software*[1]; os valores médios dos três períodos foram comparados por análise da variância com medidas repetidas.

Desta forma a prática passa por uma altura do dia sem rotina de enfermagem, sempre à mesma hora (à tarde) com avaliação de situação clínica (medidas) durante 1 hora antes do C, durante 1 hora no decorrer do C e durante 1 hora após o C. Assegurando o *timing* diário, situação de estabilidade antes e promoção depois. O infante é colocado sobre o peito materno, estando a mãe confortavelmente sentada na cadeira e o infante é coberto com um cobertor.

Affonso e col. (*ob. cit.*) falam de uma prática de 4 horas por dia em dois períodos, 6 dias por semana, durante 3 semanas; o infante entre os seios da mãe, numa posição quase vertical, com uma fralda e a roupa da mãe como forma de conter o infante.

4 horas para:
a) permitir tempo suficiente na posição que o canguru evidencia, possibilitando diversas respostas que as mães possam expressar verbalmente;
b) que haja um grau de consistência interna na implementação do C como forma de contacto na UCIN;
c) dar tempo suficiente à mãe de experenciar mais de um ciclo dormir-acordar-comer;

---

[1] *SPSS Inc., Chicago, III*

Aspectos práticos na aplicação do Método Canguru 37

d) facilitar a amamentação e aprendizagem da mãe sobre as características do infante;

e) dar tempo para o infante se acomodar à posição C;

A fim de assegurarem os benefícios deste contacto as mães foram instruídas pelos enfermeiros co-investigadores que conduzem as entrevistas com elas; o investigador ficou com a mãe, ficou ao seu lado ao longo de quase toda a 1ª semana, assegurando que ela ficasse confortável a sós. Estes enfermeiros oferecem à mãe apoio, alimento, orientação e aconselhamento.

Durante o estudo, os infantes estavam ligados a monitores cardio-respiratórios, termómetro de temperatura da pele e oxímetros de pulso para registar os sinais vitais a cada hora.

Uma vez por semana os dados das 3 variáveis fisiológicas (frequência respiratória e cardíaca e saturação O_2) são registados num polígrafo, o estado de sono era observado e registado nas 4 horas antes e nas 4 horas durante o contacto pele-a-pele.

Os dados fisiológicos registados nas 4 horas antes do C foram comparados com os das 4 horas durante o C.

Em 1991 De Leeuw e col. procederam da seguinte forma para assegurarem a segurança do C:

- Estandardizaram o C para 1 hora irregularmente de manhã ou de tarde.
- O infante era retirado da incubadora, assim que o seu estado clínico o permitia, e colocado no peito nu da mãe ou pai, que estava sentado numa cadeira perto da incubadora, sendo coberto por um cobertor e um gorro (durante este tempo estava com perfusão intravenosa e máscara de oxigénio pronta a ser utilizada, pelo que se mantinha ligado ao monitor).
- Registaram o ritmo cardíaco, o ritmo respiratório; a pressão transcutânea de oxigénio, a temperatura rectal e estados comportamentais (nestes últimos havia dois observadores independentes), todos os registos em 3 condições – 1 hora antes do C, uma hora durante o C e uma hora depois, já na incubadora.

Comum aos vários autores referidos é o facto de o *timing* de aplicação ser adequado à rotina da unidade e à situação de estabilidade do infante, assim como a sua colocação em contacto pele-a-pele no peito da mãe, protegido com um cobertor e em todos eles a prática revelou segurança e bom acolhimento parental.

CAPÍTULO IV
CRITÉRIOS PARA A APLICAÇÃO
DO MÉTODO CANGURU

Revistos alguns exemplos de condições adversas na aplicação do MC e estudos de avaliação das condições favoráveis e facilitadoras da sua aplicação adequada aos procedimentos clínicos na UCIN, vamos especificar os critérios daí surgidos para a aplicação em países que a possam adequar com cuidados intensivos neonatais.

1. Elegibilidade

Torna-se extremamente importante analisar que infantes e em que condições poderão participar na aplicação dos C, que critérios e características determinarão quando é que uma criança e seus pais estão aptos a usufruir do envolvimento através do C.

Desta forma, vamos referenciar vários autores que apresentaram dados a esse respeito.

A este nível Bauer e col. (1997) referem os critérios que utilizaram no seu estudo para testar o C, perspectivado como potencial stresse frio (que ocorreria quando a criança fica fora da incubadora e não está enrolada num cobertor, indo quase nua directamente para o colo da mãe) para prematuros estáveis com menos de 1500g. São eles:

a) não ter ventilação mecânica;
b) peso à nascença apropriado para a idade de gestação;
c) não ter sintomas de sepsia;
d) apresentar estabilidade cardio-respiratória;
e) não manifestar hipotermia;
f) haver consentimento parental.

Ludington-Hoe e Swinth (1996) na análise dos aspectos de desenvolvimento do C referem que a sua emergência e uso em países em desenvolvimento e desenvolvidos implicaram a necessidade de um sistema de classificação que permitisse avaliar correctamente quando é que este se torna viável de utilizar (e.g. Qual a idade pós nascimento?), organizado por nascimento *muito precoce, precoce, intermédio, tardio.* Neste processo, numa testagem extensiva com os pais e cada uma das classificações, foram conseguidos dados empíricos que sustentam a contribuição do C nos cuidados de intervenção desenvolvimental. Aspectos que não temos possibilidade de aqui apresentar, sendo no entanto relevante que a idade corrigida se apresenta como factor principal na avaliação deste autor.

Affonso e col. (*ob. cit.*) analisam o C pela vertente materna na adaptação cognitiva tendo apresentado como díades elegíveis as que obedecem aos seguintes critérios:

- Em relação às mães
  a) ter havido uma gravidez de risco que resultou num parto prematuro;
  b) ter sido admitido na UCIN, após nascimento, um infante que requer apoio tecnológico para estabilidade cardiovascular ou respiratória;
  c) ter havido verbalização materna de um desejo de amamentar o bebé;
  d) ter capacidade de falar a língua do país que esteja em questão permitindo uma exploração de reacções emocionais através de uma entrevista semiaberta.

- Em relação aos filhos
  a) ter um peso entre 1.250 e 1.750g aquando do início do estudo (assim como entre 24 e 32 semanas de gestação);
  b) não estar a ser ventilado aquando do início do estudo;
  c) estar na UCIN nas 3 semanas do estudo;
  d) apresentar estabilidade física suficiente para o C num mínimo de 30 minutos ou mais em cada encontro.

Ludington-Hoe e Golant (*ob. cit.*) apontam várias aspectos a ter em conta na determinação dos infantes a quem se aplica o MC, que passamos a referir:

Critérios para a aplicação do Método Canguru 41

- Condições necessárias – IG de pelo menos 28 semanas, infante estável perante o ventilador, estar numa incubadora com as doses de medicação estáveis
- Dados de APGAR – aos 5 minutos procuram-se valores elevados considerando os parâmetros de cor de pele (entre a pele pálida ou azulada e o tom de pele rosada), pulso (entre 120 e 160 é bom, abaixo dos 100 é baixo), caretas (ausência dá baixo valor), nível de actividade (elevado se houver o mexer-se espontâneo), ritmo de respiração (entre 35 e 50 o valor é elevado, o choro pobre ou fraco indica valores baixos); sendo o valor mais baixo para cada critério 0 e o mais alto 2, então os cinco critérios vezes 2 perfazem o valor 10 que nos indica um infante forte e saudável.

Então os valores de Apgar de 5 minutos podem determinar a indicação de preparação do infante para que se inicie a aplicação do MC, da seguinte forma:

Apgar de 9-10: prematuro saudável, pode iniciar o método imediatamente;

Apgar de 7-8: prematuro saudável, pode iniciar o método dentro de 2 dias após parto;

Apgar de 5-6: deve esperar-se 3 a 5 dias;

Apgar de 0-4: não começar a aplicação do método senão daí a 7 dias ou mais.

- Critérios para infantes doentes – Apgar ao nascer de 5 ou mais valores; ter pelo menos 28 semanas de gestação ou 30 semanas de idade pós-concepcional; a ventilação deverá estar já num estado estável e regular; o catéter umbilical deverá ter sido removido; o infante deverá receber alimentação materna total, pode estar sob medicação (salvo se esta for um *vasopressor* que regula a pressão sanguínea); pode receber oxigénio por uma máscara ou cânula embora a quantidade tenha de ser estável; pode ter hemorragia intraventricular de grau 1 ou 2.

Para além disso este também pode ser aplicado com gémeos prematuros, quer no peito de um dos pais que lhes pega em simultâneo, um junto de cada mama, ou separadamente um de cada vez, ou ainda alternadamente um com cada um dos pais (um pega num enquanto o outro pega no outro, na vez seguinte trocam para cada infante ter oportunidade de estar junto do batimento cardíaco materno e desenvolver a vinculação com cada um dos pais). Segundo Ludington-Hoe e Golant (*ob. cit.*), procurar-se-á, tanto quanto possível, que o tempo passado com cada uma das crianças seja equiparado.

De uma forma geral, os critérios de elegibilidade, apesar de variarem segundo cada autor, têm por base os princípios directores de cada unidade sobre a actuação face a cada instabilidade clínica e a consideração do que é assumido como mais benéfico para o infante. Por isso todos eles se baseiam nos dados de IG, peso e estado geral do infante assim como nos dos pais (o que fica subentendido, pois sem o acordo destes e o seu estado de saúde ser considerado robusto o C não se processa).

2. *Timings*

A eficácia do MC (de acordo com Ludington-Hoe e Golant, *ob. cit.*) também se relaciona com vários factores das rotinas como sejam os intervalos de amamentação do infante, os tratamentos planeados para aquele dia e os ritmos diários e cíclicos do infante.

Quanto aos intervalos o MC deveria ser aplicado após a alimentação do infante, visto que a posição inclinada facilita a digestão, enquanto que o ficar deitado não é tão bom para este fazer a sua digestão. Se este for colocado antes de ser alimentado então poderá ser amamentado durante o C. É usual os infantes adormecerem durante o C sendo difícil os pais acordarem-nos para os amamentarem, logo se coincidir ser necessário que a criança seja alimentada a dada hora poder-se-á acordá-la de duas formas:

a) levantar o infante do colo da mãe por uns momentos, pois o ar fresco geralmente acorda-o;

b) colocar a cabeça do infante numa mão e com a outra amparar as costas de modo a que a mãe lhe veja a cara, depois baixar e levantar o infante levemente até que ele abra os olhos; e/ou chamar a criança pelo nome até abrir os olhos completamente.

Por vezes a criança pode demorar algum tempo a acordar por ter adormecido profundamente no C. Se o C não for possível durante a alimentação do infante é conveniente alertar os pais para a importância de este contacto ocorrer numa outra altura.

Segundo Ludington-Hoe e Golant (*ob. cit.*) na UCIN o infante prematuro está sujeito a procedimentos médicos invasivos, os quais sendo necessários podem ser disruptivos. Os estudos confirmam que após cada intervenção médica acontecem uma série de alterações fisiológicas no infante, que indicam stresse, tais como a diminuição temporária da taxa de oxigénio, um declínio do batimento cardíaco e um aumento da pressão sanguínea no cérebro. É desejável que o número de intervenções seja reduzido e as reacções da criança registadas na medida dos lentos avanços dos tratamentos, pelo que esses tratamentos deveriam ser agrupados e realizados ao mesmo tempo, ou um imediatamente após o outro (o que será difícil de efectivar em situações críticas).

Relativamente ao plano de tratamentos aqui referido o desejável é que o C ocorra logo após o procedimento efectuado, assim o C poderá acalmar o infante. O C permite criar um ambiente naturalmente afectivo, acolhedor e restaurador. É desaconselhado alternar o tratamento com o C por não permitir a estabilidade suficiente à criança para dormir, sendo também frustrante para os pais. Daí ser necessário fazer o C no mínimo 30 minutos seguidos.

De qualquer forma dever-se-á reter a ideia de que o C não é nefasto por curtos períodos de tempo, pois 'pouco é melhor do que nada'. Nem alimentar a ideia de que se não se conseguir ficar 1 hora como é recomendado então mais vale não fazer, pois vale sempre a pena fazer este contacto pele-a-pele. O C não é nenhuma técnica de duração fixa, a regra deve ser: "Mais é melhor que menos!".

Quanto ao ritmo circadiano, o C é benéfico durante o sossego e silêncio da noite para o infante poder dormir e assim os pais também poderem descansar. Os dados de investigação demonstram que durante o C a maioria dorme melhor, de forma mais profunda. O fazer o C ao final do dia ajuda o infante a dormir por períodos mais longos durante a noite.

3. Preparação

Para as considerações que apresentamos prosseguimos com as directivas do extenso e pormenorizado trabalho de Ludington-Hoe e Golant (*ob. cit.*) sobre o MC e os diversos aspectos práticos que estão inerentes à sua pragmática.

O antes, o durante e o depois da sessão do C são importantes, sendo necessário ter em consideração alguns cuidados que facilitam a passagem do antes para o durante e do durante para o após.

3.1. *Preparativos prévios à efectivação do C*

Antes de se proceder à colocação do infante sobre o peito da mãe é necessário ter em atenção o estado de saúde dos pais, pois os seus micróbios, apesar de não serem prejudiciais ao filho (especialmente se este é amamentado com o leite materno) podem ser lesantes para os outros infantes da unidade; deverá atender-se igualmente à sua disposição, energia e nível de actividade. Os pais deverão comer antes da sessão de C para garantirem a sua capacidade de resistência. Será ainda importante que vão ao quarto de banho para as suas necessidades fisiológicas de eliminação, por forma a não terem de efectuar interrupções durante o C.

Quanto à sala, esta deverá proporcionar algumas condições como uma temperatura estável e elevada que permita ao infante estar quentinho sem sofrer oscilações de temperatura. O usual é a unidade ter ar condicionado, o que garante essa estabilidade, no entanto há que ter em atenção que a mãe não se sente por debaixo deste, ou junto de uma janela batida pelo sol para não ser alvo dessas oscilações que levam o infante a consumir mais energia para a sua regularização. Também é de evitar as correntes de ar desnecessárias, quer do ar condicionado já referido, quer de uma porta que se abre e fecha violentamente.

A cadeira deve ser reclinável, almofadada, sólida e grande com um apoio para os pés (este pode ser improvisado).

A roupa dos pais deve ser confortável, calças ou saia mas nunca um vestido ou fato difícil de desnudar ou manipular a parte superior, de forma a poder preparar o aconchego do infante. Se o infante tem menos de 1000g o ideal é um casaco que abotoe à frente. Junto de infantes com mais de 1000g é conveniente colocar um cobertor dobrado em quatro nas costas da criança. A mãe deverá prover-se de toalhetes para quando o leite se solta.

A roupa do infante, apesar de pouca, nunca deve ser de nudez completa, a fralda deve estar sempre presente, se este tiver menos de 1500g de peso será aconselhável ter botinhas nos pés e gorro de lã, junto dos infantes com mais de 1500g o gorro é dispensável.

O cobertor que for usado deverá ser novo ou relativamente novo e estar convenientemente lavado. A sessão iniciar-se-á com o cobertor dobrado em quatro, mas se o infante aquecer demasiado este desdobrar-se-á uma ou duas vezes consoante o necessário. Se a criança continuar muito quente tirar-se-lhe-ão as botas e o gorro e este ficará tapado somente com a bata que a mãe ou o pai tiverem vestida. Nestas situações o enfermeiro deve colaborar na decisão sobre a temperatura do infante e de qual a medida necessária para lidar com as subidas ou descidas ocorridas.

Outro aspecto de grande importância é a privacidade dos pais e filho, neste momento de tão grande intensidade e intimidade, daí que em certos países tais como os EUA, França e Inglaterra, é frequente usar-se um biombo que dê privacidade para os pais se poderem preparar e receber o seu filho junto de si. Após algumas sessões, os pais vão perdendo o embaraço inicial, apesar disso é confortável saber que têm este biombo à sua disposição.

Quanto ao posicionamento do infante este depende do seu grau de maturação e estado de saúde. Se o infante é muito pequeno e doente, com menos de 32 semanas e 1500g, é difícil manter a cabeça direita, pelo que se aconselha a posição inclinada e o cuidado de ir verificando se esta lhe permite respirar tranquilamente.

Se a criança está ligado ao ventilador, o que significa mais fios e equipamento, os enfermeiros deverão ajudar na sua transferência da incubadora para o peito da mãe ou do pai, o executar desta operação será efectuado de preferência por dois profissionais por forma a que um se ocupe dos fios e equipamento restante e o outro proceda à transferência propriamente dita (ir buscar o cobertor, pegar no infante, etc.). Todo este processo deverá estar com os devidos preparativos aquando da passagem do infante da incubadora para o peito, evitando arrefecimento no aguardar que seja colocado no peito da mãe ou do pai.

Nesta situação convém que a cadeira esteja relativamente próxima do equipamento, evitando que os fios se estiquem demasiado e se desliguem. Os tubos de ventilação, caso existam, deverão ficar pendurados no ombro dos pais. Deve-se ter cuidado para que o infante não mexa demasiado a cabeça, para que mais uma vez os fios não se desliguem. Desta forma a posição inclinada apresenta-se como a mais conveniente e aconselhada aos infantes nestas condições.

Se o infante vai iniciar o C após amamentação, também a posição inclinada se apresenta como a mais conveniente. Após 30 a 45 minutos a mãe ou o pai poderá reclinar-se um pouco mais, se assim o desejar, procurando uma posição mais confortável.

Se a criança já é mais crescida uma posição mais vertical pode ser uma opção, podendo ficar-se quase completamente direito, sabendo que o infante ficará bem posicionado.

3.2. *Preparativos e cuidados durante a efectivação do C*

Durante a sessão C os pais e profissionais podem esperar e observar vários comportamentos e estados que revelam a situação física e emocional do infante (cf. figura 1).

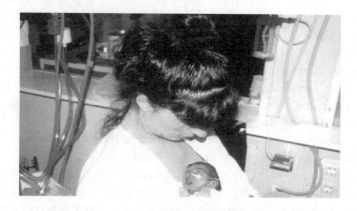

Figura 1: Neste momento de início do contacto o bebé está de olhos abertos em contemplação recíproca com a sua mãe e aninhado-se no seu colo.

É frequente a criança levantar a cabeça do peito da mãe ou do pai voltando a encostá-la. Observa-se também o seu movimentar de cabeça de um lado para o outro como que procurando a mama que melhor se lhe adapta. Os mais pequeninos costumam ficar aninhados entre os seios da mãe.

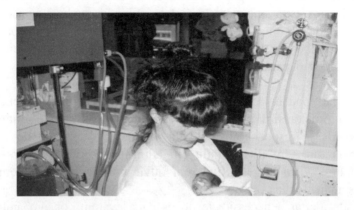

Figura 2: Num tempo mais avançado do contacto o bebé acaba por adormecer, fechando os olhos e aquietando-se bem aninhado no colo da sua mãe.

Normalmente o infante adormece (cf. figura 2), a mãe ou o pai relaxa podendo também adormecer. Sendo a posição fetal a mais confortável para o infante, é normal ele colocar-se nessa posição ao ser posto em cuidados C. Quando a criança está profundamente adormecida, durante o C, poder-se-á ajustar a posição que ela não acordará.

Também pode acontecer o infante esticar um braço ou uma perna durante a sessão C, o que é usual ser motivado por sentir demasiado calor, devendo voltar a colocar-se novamente o membro debaixo da roupa se este não estiver transpirado. Se o infante estiver transpirado é aconselhável solicitar ao enfermeiro que lhe meça a temperatura, se esta tiver atingido os 37,4° C tirar-se-á o gorro e passados 15 minutos pede-se ao enfermeiro que reavalie a temperatura, se o infante ainda estiver demasiado quente tiram-se-lhe as botinhas.

Acrescente-se ainda que por vezes estes infantes também entram num estado de relaxamento e sono profundo em que como que "se esquecem de respirar", face ao que os pais deverão eles próprios respirar profundamente ou então dar-lhe umas palmadas nas costas para activar a sua respiração, e este prossegue a dormir normalmente.

Quanto aos pais pode verificar-se fadiga sendo importante tranquilizá-los para que não se sintam culpados ao não conseguirem estar mais de 30 minutos em C, aqui mais uma vez se recorda que 'pouco é melhor que nada'. Relativamente às mães nas primeiras seis semanas após o parto deverão levantar-se por 2 ou 3 minutos a cada 60-90 minutos de C face ao usual cansaço das pernas.

Os pais podem adormecer com os filhos no seu peito, sendo isto benéfico pois assim poderão descansar em sossego, enquanto os enfermeiros se responsabilizam pela vigilância do estado do infante. Para pais que têm dificuldade em adormecer pode sugerir-se que tragam um *walkman* para poderem ouvir música, especialmente nas sessões mais longas.

É de alertar a necessidade de os pais levarem consigo água para beber, pois o ambiente quente da unidade provoca desidratação, situação mais acentuada na mãe quando vai amamentar o seu filho.

3.3. *Preparativos e cuidados após a efectivação do C*

Após a sessão de C, é usual o infante estar tão profundamente adormecido que não se agita com a transferência para a incubadora, no entanto, por vezes, a criança acorda com a actividade de mudança. Face à agitação que se verifica ocorrer no infante, nesta altura aconselha-se à mãe ou ao pai a ficar um pouco mais de tempo com o seu filho, utilizando as suas palavras de conforto e calmia e carícias até ele ficar mais calmo e voltar a relaxar. O descontentamento do infante na transferência é perfeitamente compreensível, pois este é retirado do peito onde estava sossegado e quentinho para um local barulhento, mais iluminado e confuso, daí que, como regra, se aconselhe os pais a ficarem sempre mais um pouco com os seus filhos quando estas são colocados na incubadora (cf. figura 3).

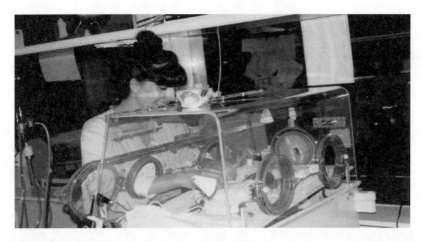

Figura 3: Num momento mais tardio, após o contacto C, o bebé volta para a incubadora e a mãe feliz mantém contacto com ele através de carícias, aconchegando-o e confortando-o com palavras suaves.

O ideal seria que as UCINs se pudessem equipar com camas junto às incubadoras para que as mães ou pais homens ficassem com os seus filhos na unidade. Embora esta medida pareça muito desejável, pensamos ser necessário ter algum cuidado para não provocar uma saturação e tensão excessiva nos pais que poderiam ficar quase 24 horas junto dos seus filhos, não permitindo o arejamento e a ventilação das suas emoções associadas ou a socialização com outros pais e familiares; acresce ainda que não teriam tempo para si mesmos, para se cuidarem, relaxarem, passearem, etc.; aspectos que se apresentam relevantes e imprescindíveis de incentivar nestes pais.

CAPÍTULO V

ESTUDOS RECENTES QUE AVALIAM O MÉTODO CANGURU NALGUMAS VERTENTES ESPECÍFICAS

1. Aspectos Desenvolvimentais

Há estudos que avaliam os efeitos do C em dimensões que se consideram de grande importância, nomeadamente os aspectos desenvolvimentais do C, tal como são apresentados por Ludington--Hoe e Swinth (1996) que abordam as 5 dimensões em que se procura e deseja que o infante esteja "organizado". Estar "organizado" para um infante significa que ele responda às exigências ambientais sem haver uma ruptura fisiológica e comportamental, logo serão desejáveis cuidados que permitam a estabilização do funcionamento fisiológico e comportamental; segundo a *National Association of Neonatal Nurses* (1995, *in* Ludington-Hoe & Swinth, *ob. cit.*).

Nesta perspectiva, os autores estudam as manifestações e efeitos do C nas dimensões autonômica, motora, estado de alerta, atenção/interacção e auto-regulação, obtendo os resultados que a seguir apresentamos:

1ª *Autonómica* – sendo a 1ª em que o infante deve ganhar controlo (e.g. um alarme soa e a respiração e batimento cardíaco do bebé altera-se, a saturação de O_2 aumenta e a coloração altera-se de rosa para cinza; uma instabilidade que lentamente volta à *linha base*), é usual os mais velhos e saudáveis apresentam menos variação, assim um infante organizado é o que mantém a autonomia fisiológica em presença de alterações ambientais.

O C providencia um meio que apoia a estabilidade autonómica e melhora as funções básicas fisiológicas. Verificando-se uma estabilidade cardio-respiratória acontece uma diminuição na variação do batimento cardíaco e respiração; verifica-se então um aumento da oxigenação, com menos e mais curtos episódios de bradicardia e menos episódios de respiração periódica.

2ª *Motora* – comportamentos ligados ao tónus muscular, à postura, aos movimentos corporais generalizados; a este nível a criança mais nova sobre-reage a mudanças somáticas e ambientais com movimentos corporais grosseiros, braços a malhar, pernas estendidas, peso no peito e a cabeça a virar de um lado para o outro. Estes movimentos consomem o precioso O_2 e as reservas calóricas, limitando os nutrientes para a recuperação, crescimento e maturação; maturação que permite que as respostas motoras deixem de ser gerais para que se tornem mais específicas. Movimentos corporais desorganizados são sinais de desorganização motora; movimentos corporais organizados com propósito, focados e revelando flexibilidade caracterizam uma criança organizada. Quando a criança está acordada é predominante a actividade motora, mas um infante adormecido também exibe um grande número de movimentos corporais em quaisquer 5 minutos consecutivos, consumindo 40% mais de energia e oxigénio; assim o objectivo dos cuidados desenvolvimentais é diminuir a iniciativa e movimentos de esgotamento energético e reduzir a sobre-reacção às mudanças ambientais em momento de repouso.

O C tem aqui uma importância derivada da posição elevada do infante, postura contida e oportunidade de relaxamento, em que a respiração e actividade são melhoradas (diminui a pressão subdiafragmática, logo melhora a eficiência da função do diafragma e pulmonar), a oxigenação melhora porque a posição vertical permite que as forças gravitacionais facilitem a ventilação/*ratio* perfusão. A respiração facilitada reduz a agitação e movimentos bruscos que a acompanham, dois objectivos dos cuidados desenvolvimentais. A contenção do meio intra-uterino é proporcionada pelo contacto entre os seios maternos, o que evoca aquiescência e decréscimo de activação (segundo o estudo de Lipton, Steinschneider and Richmond, 1965).

No relaxamento os músculos ficam menos tónicos e sinais visíveis de tensão desaparecem, os músculos respiratórios tornam-se menos

Estudos recentes que avaliam o Método Canguru ...   53

rígidos; assim a oportunidade de relaxamento deve ser encorajada para optimizar a organização fisiológica. Os infantes em que o C foi aplicado são usualmente calmos e relaxados o que implica aquiescência da actividade motora.

3ª *Estado* – refere-se à capacidade de transição entre estados, do adormecido ao activo, o que de forma organizada é feito suavemente, implicando as condições fisiológicas e comportamentais necessárias ao estado em questão. Para a criança da UCIN, que é bombardeada por estímulos inapropriados, o desenvolvimento adequado é aquele em que esta ignora os estímulos nocivos. O sono dos prematuros é em 70% activo, assim são bem vindas intervenções que diminuam esse sono e maximizam o sono calmo. Comportamentos de agitação e choro na presença desses estímulos são, por um tempo, desenvolvimentalmente apropriados, mas quando são prolongados tornam-se problemáticos. O choro desencadeia reacções pouco desejáveis (e.g. compromete o funcionamento pulmonar, maior pressão intracraniana, etc.), sendo possível fazer-se no hospital a observação e intervenção que remova a fonte da estimulação de desconforto e stresse. O estado de alerta permite que a atenção e interacção ocorram, o que no prematuro é mais raro pela imaturidade do sistema nervoso central e cortico-visual, o que aumenta com a sua maturação (às 38 semanas pós-concepcional o infante mantém-se alerta por vários minutos mas a atenção tem uma duração que vai de 2.5 a 4.0 segundos). Vários são os instrumentos de diagnóstico do estado da criança, como os electrofisiológicos, os relatos parentais, as escalas de estado comportamental, etc.. Os estados mais comummente apontados são seis: o sono profundo, o sono leve, o sonolento, o acordado, o activo e o choro (Wolff, 1959); outros acrescentam o estado indiscriminado para o que não se adequa aos estados anteriores; já o sistema de Anderson (Gill e col. 1992) é de um detalhe que tem a compreensibilidade e sensibilidade para descriminar todos os estados possíveis.

Neste contexto a Escala de Estado Comportamental de Anderson mostra que o C diminui o tempo de sono activo e aumenta o tempo de sono calmo e regular (profundo, calmo, respiração regular) documentada em infantes com menos de 32 semanas pós--concepcional (idade em que o sono calmo costuma ocorrer), o **alerta** (curto) verifica-se nas crianças onde o C foi aplicado por uma ou mais semanas, o choro também é significativamente mais **reduzido** na situação do cuidado C.

4ª *Atenção/Interacção* – uma vez no estado de alerta, a criança deverá estar habilitada a focar as suas capacidades cognitivas de atenção e processamento aos estímulos exteriores. O tempo de atenção é curto mas visível no brilho do rosto, sendo um infante organizado aquele que atinge, mantém e termina a atenção por vontade própria. Assim ele pode dirigir a sua energia e comportamento às solicitações e manutenção de interacção com o ambiente. Um infante interactivo e organizado é o que pode responder às iniciativas parentais de forma a encorajar interacção adicional sem ocorrência de stresse. Raramente os infantes com menos de 40 semanas pós--concepcionais demonstram organização atenta e interactiva.

Com o C não há estudos dos efeitos nas capacidades de interacção e atenção da criança, no entanto verificam-se movimentos de cabeça para a posição de face com a mãe ou o pai quando está em contacto canguru, contemplando o progenitor em questão por tempos excepcionais. Revela-se a necessidade de existir mais investigação adicional e empírica, a qual tem sido limitada pela maturação e progresso desenvolvimental lento destas crianças.

Os pais são parceiros na UCIN e os enfermeiros deverão encorajar o desenvolvimento das capacidades parentais incluindo o cuidado do infante. O poder pegar no filho facilita a percepção do seu estado, comportamentos, posicionamento e como proporcionar cuidado desenvolvimental apropriado e a sentirem-se mais confiantes nos cuidados que efectuam (necessidades educativas atribuídas aos pais antes da alta). Inicia-se a confiança materna e proximidade, as mães expressam alívio e imenso prazer por poderem pegar o filho junto de si, os seus comentários reflectem conhecimento do comportamento da criança. Os pais (género masculino) respondem ao C com prazer e prontidão revelando comportamentos paternais semelhantes aos apresentados com os pais dos infantes de fraldas. No entanto, não foi testado no pai o aumento de conhecimento e sensibilidade para com o infante e seus sinais. No geral os dados indicam que o C pode facilitar atenção maternal e paternal e oferece oportunidades de interacção com o prematuro.

5ª *Auto-regulação* – esta associa-se com a habilidade do infante alcançar e manter o balanço de todas as dimensões neurocomportamentais por meio de comportamentos de auto-consolo (sucção ou movimentos de mão-boca). No C o infante fica relaxado e acaba por adormecer, não sendo necessário o auto-consolo; apesar disto o C tem um papel na promoção das habilidades de auto-regulação, pois o comportamento de auto-regulação é sempre possível no C através da sucção e amamentação materna.

Whitelaw (1990) sumaria o efeito do C dizendo: "...a manutenção da lactação pelo C, pode ser a salvação da vida dos infantes prematuros cuja única alternativa é um berço (ou incubadora) e leite de fórmula."[1] (p. 172).

Anteriormente Ludington-Hoe e Golant (*ob. cit.*) haviam referido que o MC permitia regular a temperatura corporal, o batimento cardíaco, os movimentos respiratórios e saturação de oxigénio (cada inspiração e expiração se torna mais profunda, o risco de apneia diminui ou desaparece, a duração de cada um desses episódio diminui, assim como a respiração periódica), o peso e crescimento efectivam-se mais rapidamente, os estados comportamentais surgem de forma mais adequada (diminuindo o choro que pode provocar hemorragias cerebrais, evitando o desvio da irrigação dos pulmões, não impossibilitando os movimentos cardíacos em ritmo normal, não diminuindo o O_2 no sangue, não aumentando o stresse no infante, não levando ar ao estômago que causa cólicas e aumenta a irritabilidade assim como os problemas gástricos), os estados emocionais são mais benéficos (calmo, tranquilo, satisfeito, sorrindo com frequência), facilita os padrões de alimentação e a vinculação.

O MC como que recria um novo ambiente dentro do ambiente saturante da UCIN, um **ambiente próximo do uterino** através dos sons do batimento cardíaco (com efeito calmante na criança), o som da voz materna, ligeiros e suaves movimentos de embalar, a sucção e a satisfação/contentamento pelo *containment* que parece diminuir a percepção dos ruídos e pela posição flectida semelhante à assumida

---

[1] Traduzido de artigo espanhol: "...el mantenimiento de la lactancia al pecho mediante la crianza tipo canguro puede salvar la vida de los recién nacidos pretérmino cuya única alternativa es una cuna y una fórmula láctea." (Withelaw, 1990, p.172)

no útero (o que sozinho ele não conseguiria por não conseguir ter esse controlo sobre os músculos) que permite não perder calor, favorece o desenvolvimento do tónus muscular e a maturação neuromuscular. A posição inclinada tem a vantagem de possibilitar um sono mais profundo e prolongado, diminui a necessidade de energias e melhora a tolerância ao barulho e à actividade à sua volta, assim como diminui a regurgitação. Uma vez nesta posição o infante, mesmo com o ventilador, diminui a sua necessidade de oxigénio, pois o seu peito relaxa podendo o ar circular com menor resistência e em maior quantidade. Esta posição ainda contribui para a forma da cabeça do infante, visto que a estrutura de um prematuro é muito frágil, a sua estada na incubadora leva a uma pressão constante exercida contra a sua cabeça, podendo a cabeça da criança tornar-se alongada ou achatada.

2. **Outros Contributos do C**

Para além dos aspectos atrás referidos como favorecidos pelo MC acrescente-se que este também favorece a diminuição do stresse materno. Fizeram-se estudos que avaliavam a tensão materna resultante da situação de prematuridade, através da *Parental Stress Scale: Neonatal Intensive Care Unit* (de Miles, Funk e Carlson; 1993); os resultados apresentaram redução no stresse relacionado com 'o comportamento e aspecto do infante' e 'alteração do papel parental'. Ao fim do 5º dia de C as mães tinham um stresse significativamente inferior do que as que não o faziam.

A dor durante os procedimentos da enfermagem de rotina foi estudada e nos seus sinais verificou-se: choro significativamente inferior nos infantes de C (5-12'' contra 22-45'' na incubadora; num estudo com 3 horas a cada sessão de C) e muito menos respostas de dor (expressões faciais, choro ligeiro, aumento de choro, grito e flexão da perna e do joelho). Outros investigadores encontraram dados semelhantes de sinais de dor em todos os infantes aquando de procedimentos dolorosos.

Também De Leeuw e col. (1991) na avaliação de 8 prematuros não estabilizados que usufruíram do C durante 1 hora, 1 ou 2 vezes

Estudos recentes que avaliam o Método Canguru ...

por dia, algumas vezes durante a sua estada na UCIN, ao nível das diversas variáveis fisiológicas, verificaram que:

- ao nível do padrão respiratório, três infantes mostraram um aumento claro de respiração regular durante o C e os restantes não apresentaram mudança significativa;
- ao nível do ritmo cardíaco não se verificou qualquer efeito significativo;
- quanto à pressão transcutânea de oxigénio não se verificaram diferenças significativas durante o C;
- face aos estados comportamentais também nada foi relevante de diferenças em relação ao tempo gasto antes, durante e depois;
- a temperatura rectal permaneceu estável durante o C;

Para além disso verificaram ainda que a prática C aumentou a autoconfiança dos pais e a confiança destes nos seus filhos.

As experiências clínicas mostraram que este é um método com um procedimento seguro, desde que um técnico de saúde experiente e treinado, enfermeiro ou médico, avalie a capacidade do infante poder usufruir do C. Para além disso os resultados deste estudo também mostram que o procedimento é benéfico para certos infantes com problemas respiratórios, permitindo progressos respiratórios e diminuição da necessidade de oxigénio extra. Verificando também que a sua prática em infantes estabilizados, prática corrente na mesma unidade, não acarreta qualquer problema clínico.

Concluindo que o MC junto de infantes prematuros tem muitos benefícios para os pais – reduzindo a distância em relação aos seus filhos dentro da UCIN; e para as crianças – oferecendo-lhes uma alternativa agradável à incubadora.

Por sua vez Affonso e col. (1993) também avaliam que as mães dos prematuros que faziam o C se sentiam mais confiantes em relação à sua capacidade para amamentar os filhos, também se mostravam mais à vontade no berçário e impacientes por levar o filho para casa. Para além disso revelavam ultrapassar algumas dificuldades relacionadas com as questões sobre o parto prematuro e medos associados ao crescimento do infante, expressando desejos e projectos para o futuro do filho.

Quanto às mães que não efectuaram o C era mais frequente abandonarem o aleitamento materno, revelavam grande ansiedade na sua estada no berçário e mostravam renitência e insegurança em levar o filho para casa. Estas mães manifestavam ainda maiores dificuldades no ultrapassar os sentimentos associados ao nascimento prematuro, expressando sentimentos de mágoa e culpabilidade.

Quanto aos pais (homens), que faziam C, estes manifestam sentir-se mais próximos dos seus filhos, revelando confiança no manter a sua saúde, com sentimentos positivos e confiantes sobre o facto de os filhos estarem a ser bem tratados e quanto à hipótese de sobrevivência, para além disso ainda manifestavam um sentimento geral de segurança.

3. Implicações dos Aspectos Apresentados

3.1. *Em termos fisiológicos, comportamentais e emocionais*

A NANN[2] (1995, *in* Ludington-Hoe & Swinth, *ob. cit.*) publicou linhas de orientação dos cuidados desenvolvimentais e a revisão da literatura apresenta o C como estratégia que corresponde a muitas dessas intervenções, tais como:

a) pegar na posição elevada e toque suave;
b) auto-consolo/calmante pelo aninhamento;
c) oportunidade de sucção não nutritiva, pelo acesso à mama;
d) parentificação pelo envolvimento dos pais no cuidado e no pegar ao colo.

A organização referida sugere esta intervenção quando o infante está em condições médicas estáveis. Outros autores (como De Leeuw e col., 1991 e Gloppestad e col., 1995, *in* Ludington-Hoe e Swinth, *ob. cit.*) recomendam-na mesmo quando o infante está em ventilação, pois o potencial do C e seus efeitos benéficos para o desenvolvimento neurocomportamental inicia-se se a prática é iniciada cedo.

---

[2] Iniciais de *National Association of Neonatal Nurses*.

Estudos recentes que avaliam o Método Canguru ... 59

Esta intervenção não deve ser uma estratégia do amanhã mas um procedimento que pode e deve ser aplicado hoje. Algumas unidades podem sentir um choque na urgência de implementar o C, pelo que Alvin Toffler (1970) refere a desorientação acarretada pela chegado do futuro prematuro, o que não deve acontecer com o C pois as suas raízes têm a força no naturalismo e fundações do cuidado desenvolvimental.

Face ao exposto pode-se afirmar que a aceitação do C se atribui, em grande parte, aos resultados clínicos positivos estudados, tais como aqueles que aqui temos vindo a apresentar.

No estudo de Legault e Goulet (1995) comparam-se 4 parâmetros fisiológicos entre o método tradicional de retirar o infante da incubadora (enrolado num cobertor e colocado nos braços da mãe ou do pai) e o C, sendo os parâmetros a temperatura da pele, a capacidade cardíaca, a capacidade respiratória e a saturação de oxigénio. Os resultados alcançados por estes autores foram:

- a temperatura da pele altera-se em ambas de forma comparável;
- a nível cardíaco a diferença não é significativa (no entanto os enfermeiros referem 1 bradicardia no C contra 4 no tradicional);
- a nível respiratório as variações não foram significativamente diferentes;
- a saturação de oxigénio em ambos diminuiu e no C duas medidas intermédias foram mais altas, então a variação foi menor.

Apontou-se o factor tempo de teste como tendo influenciado os resultados. O máximo em ambos foi de 30 minutos mas 3 infantes no C voltaram à incubadora antes do fim do teste contra 19 dos da tradicional que voltaram antecipadamente (dos quais 7 voltaram nos primeiros 10 minutos) porque a saturação do O_2 era inferior a 85%; assim o tempo de teste foi significativamente diferente entre os dois métodos, com vantagem para o C. Testes de diferença na forma tradicional de pegar o prematuro, entre os que terminaram antes e no tempo, revelam diferenças significativas na saturação do O_2 e ao nível cardíaco.

Ao nível da Satisfação Materna, também comparada pelos autores, verificou-se que no C a escolha dos itens recai maioritariamente no "muitíssimo"[3] (13 no C contra 12 no tradicional). Nos 3 aspectos mais poderosos para avaliar a satisfação obtém-se um valor bastante superior no C no que respeita ao contacto com a pele do infante; nos outros dois, falar e murmurar com o infante e olhar face-a-face, os valores foram mais altos após o tradicional.

Ao compararem a Preferência Materna observam que 73,8% das mães preferem o C.

Ao nível dos vários parâmetros analisados e comparados discute-se o seguinte:

- Nos resultados deste estudo o C produz pouca variação nos aspectos fisiológicos dos prematuros.
- No grupo C não sofreram de hipotermia e a produção de calor é praticamente a mesma do que a da incubadora.
- Os infantes elegíveis devem ser retirados da incubadora, por longos períodos, pelo método C visto que o O_2 e nível cardíaco se apresentam mais estáveis.
- É a 1ª vez que o método tradicional é avaliado e documentado, este é o primeiro estudo publicado que compara resultados fisiológicos de dois métodos de remoção do infante da incubadora.
- A saturação do O_2 relaciona-se com o SN simpático cuja excitação se verifica para ajudar a manter a temperatura da pele. O C apresenta uma posição do infante ideal para a saturação do O_2.
- Em ambos os grupos a mãe refere satisfação elevada por ser a 1ª vez, após o nascimento, que pode pegar no seu infante, oportunidade que induz bem-estar e preenchimento. No entanto o C foi o preferido, o infante está perto dos pais que o podem tocar e acariciar em todo o corpo.

Affonso e col. (*ob. cit.*) na revisão literária de respostas emocionais e fisiológicas registadas no contacto pele-a-pele encontram sinais e resultados positivos analisados em relação ao C. Num estudo com uma média de 3 horas de C encontraram-se sinais vitais normais

---

[3] No original: *"very much"*.

Estudos recentes que avaliam o Método Canguru ...

no infante e as mães apresentam mais produção de leite e verbalizam sentimentos de satisfação em relação ao infante. Noutro estudo com 36 minutos de C verificou-se um aumento de lactação, diminuição de choro do infante aos 6 meses, mas não diferentes noutras respostas fisiológicas. Ainda um outro estudo com alternância entre 20 minutos e os 60 minutos de C revelou um aumento de lactação e satisfação materna. Outro estudo registou um sono mais calmo e menos sono activo após 3 sessões de C, avaliado aos 4 dias de alta hospitalar, quando comparado com o sono antes do C; neste não se registaram respostas maternas do contacto pele-a-pele. Num outro estudo com 33 infantes suecos verificou-se melhoria no significado, mestria, e auto-estima, junto das mães que efectuaram o C.

O estudo de Bauer e col. (1997) decorreu durante 9 meses, com prematuros com menos de 1500g, 44 nascidos no próprio hospital, dos quais 22 foram incluídos no estudo, 16 excluídos por continuarem a receber ventilação mecânica aos 7 dias de idade e 6 foram excluídos por se situarem abaixo do 3º percentil: os infantes tinham peso corporal médio de 1080g, idade gestacional média de 29 semanas, idade pós-natal média de 4 dias e peso de nascimento médio de 1200g. Durante o contacto pele-a-pele o CO_2 médio não aumentou, a temperatura rectal e periférica aumentaram 0.2ºC e 0.6ºC respectivamente, e retomaram o valor ao voltar para a incubadora, verificando-se que as mudanças na temperatura não se relacionam com peso à nascença, idade gestacional, peso pós natal ou idade; as temperaturas médias de exposição durante a pele-a-pele (temperatura do ar entre infante e cobertura e temperatura corporal da mãe) não foram inferiores às da incubadora (ar da incubadora e temperatura do colchão); não houve alterações no batimento cardíaco e o tempo despendido a dormir foi igual nos três períodos estudados.

Os resultados mostram que nos 60 minutos de cuidados pele-a-pele, nos infantes em respiração espontânea, clinicamente estáveis com menos de 1500g, a temperatura média rectal e corporal periférica era superior aos cuidados na incubadora termoneutral e o CO_2 não aumentou, daí concluírem que estes infantes não experienciaram um stresse frio durante o cuidado pele-a-pele (o que não se pode estender a infantes de peso inferior a 1000g porque no estudo só havia 4 nessas condições).

Pode-se dizer que a "exposição ao frio", avaliada neste estudo, é calorosa para infantes prematuros, apesar de eles serem cuidados num meio termoneutral onde podem manter uma temperatura corporal sem vasoconstricção, vasorregulação periférica nem produção de calor e CO_2 (as condições termoneutrais nas incubadoras estão bem estabelecidas); no contacto pele-a-pele de estudos anteriores os efeitos fisiológicos no CO_2 e temperaturas corporais não foram medidas de forma contínua.

O CO_2 é usualmente influenciado por factores como a termorregulação, a idade pós natal, o bolo alimentar, as variações diurnas, a actividade e forma de medida; para controlar essa influência a amostra possui as características atrás referidas. Também não se verifica influência do peso à nascença, da idade gestacional, da idade pósnatal e da idade gestacional nos resultados; por seu lado o controlo da interferência do alimento é feito através de se dar início 1 hora após a última refeição, por fim não se verificou aumento no CO_2 depois do alimento após o contacto pele-a-pele.

Os autores sublinham que os infantes mantêm e até aumentam ligeiramente a temperatura rectal e periférica corporal durante o cuidado pele-a-pele sem aumento da produção de calor; assim concluem que 60 minutos de contacto pele-a-pele não desencadeiam stresse frio em infantes prematuros com respiração espontânea, clinicamente estáveis, com 1500g de peso e menos de 1 semana de idade.

Também Ludington-Hoe e Golant (1993) referem que mais de 60 estudos foram realizados por diversos investigadores, os quais confirmam os resultados positivos do método, especialmente no que diz respeito à actividade respiratória, aumento de peso, crescimento, desenvolvimento motor, relaxamento, possibilidade de amamentar com leite materno e benefícios globais na saúde e sobrevivência.

Estes mesmos autores apresentam os indícios comportamentais de stresse ou ansiedade do infante prematuro, os quais podem ser lidos pelos profissionais e pelos seus pais permitindo assim uma intervenção, que pode passar pelo procedimento C.

Desta forma os indícios referidos são:

- *cerrar o punho* indicando tensão;
- *esticar os dedos* indicando que não está relaxada;
- *bochechas e queixo descaído* traduzindo sinais de fadiga e que o infante não tem energia para estar alerta (com boca entreaberta e língua visível);
- *bolçar* podendo indicar tensão ou então ser motivado pela imaturidade da válvula entre o esófago e o estômago (que não fecha) tendo a equipa médica de ajudar os pais a ver a diferença;
- *franzir as sobrancelhas* como sinal de que a criança não está calma, mesmo durante o sono;
- *toque com a orelha*, pois quando estão calmos os infantes mantêm as orelhas afastadas da cabeça e se estão ansiosos tocam com estas na cabeça;
- *sinal de stop* em que a criança mesmo a dormir levanta a mão, como que pedindo para que se pare o que estiver a acontecer que a incomoda;
- *sentar no ar* em que o sinal de *stop* acontece mas com as pernas;
- *arquear as costas* afastando-se daquele que pega nela, como que mantendo uma distância física entre ele e a pessoa em questão ou com o que lhe estiverem a fazer;
- *estado de hiperalerta* que se manifesta por um cansaço em demasia para conseguir desviar a atenção, ficando os seus olhos bastante abertos, olhando com atenção mas como que assustado, com uma expressão aflita, por oposição a um olhar atento em que a criança concentra a sua atenção no que vê e em que devemos falar mais com a criança reforçando a sua atenção;
- *evitar o contacto ocular* em que o seu olhar é constantemente desviado da esquerda para a direita e vice-versa, que surge como um sinal de *stresse* em que o infante não consegue captar o que se está a passar à sua volta, não conseguindo focar a sua atenção numa só coisa de cada vez;
- *desviar a cabeça* quando o infante já tem o desenvolvimento do tónus que lhe permite virar totalmente a cabeça em sinal de negação àquele contacto;

- *bocejar ou soluçar* sugerindo fadiga ou stresse como sinal de que se deverá parar o que se está a fazer;
- *reforço táctil / palpável* em que o infante se toca a si próprio com o intuito de se separar do meio ambiente, toque que compete com estímulos externos, partindo da sua percepção no aparelho mental, assim a criança distrai-se de uma actividade não desejada.

Face a estes comportamentos que indicam que o infante está tenso, desconfortável ou doente, na escola de enfermagem da Universidade da Califórnia, Los Angeles (UCLA) desenvolveu-se um sistema que ensina aos pais o que fazerem quando se confrontam com este tipo de sinais, apelidado de SORTE das primeiras letras das palavras inglesas *Stop*, *Offer*, *Readjust*, *Try* e *End*, podendo traduzir-se em Português de PORTA de Parar, Oferecer, Reajustar, Tentar e Acabar, que significam:

Parar – frear qualquer coisa que esteja a ser feita ou acontecer no meio envolvente, ou a que o infante esteja a ser sujeito.

Oferecer – dar a mão à criança ou falar com ela durante cerca de 1 minuto.

Reajustar – reajustar a posição do infante, flectindo as suas pernas até aos joelhos ou colocar os seus braços sobre o seu peito.

Tentar – tornar a repetir a mesma actividade que estava a ser feita na altura em que o infante ficou angustiado.

Acabar – terminar tudo o que estava a ser feito se o infante voltar a ficar angustiado ou ansioso após uma 2ª ou 3ª tentativa.

O ponto-chave é o respeito das necessidades da criança em relação a pausas e a níveis de estimulação desejados. O infante prematuro necessita de mais tempo para que o seu cérebro organize toda a informação, para moldar o seu comportamento. Estes infantes podem levar entre 30 segundos a 2 minutos para que o cérebro processe a mensagem de que deve parar de chorar para que possa voltar a respirar regularmente, tempo esse a que se chama a latência de resposta.

Também são importantes a leitura dos comportamentos de felicidade como a testa descontraída (relaxada), bochechas e queixo levantado, mão suavemente flectido, postura flexível, um sorriso.

Os comportamentos referidos poder-se-ão ligar à prática de C, altura em que se pode observar sorrisos, uma inactividade tranquila e um ar de contentamento e satisfação. Após várias sessões o infante tentará olhar para a cara da mãe, cerca de 4 ou 10 segundos, e depois fechar os olhos, fazer uma pausa para recuperar as suas energias e reiniciar a procura. Num ciclo de interacções que se vai processando por um iniciar, manter e terminar o contacto, a que se segue outro e tantos outros como com qualquer criança, só que com ritmos mais lentos e frequências menos acentuadas, até que o infante atinja uma maturidade que lhe permita ritmos mais acelerados e prolongados e frequências mais acentuadas.

3.2. *Em termos relacionais*

Há ainda outras características e consequências do C que indiciam e reforçam o valor da sua aplicação, que passam não só por acontecimentos fisiológicos mas também por aspectos de contacto relacional, os quais levaram alguns autores a reflectirem e a analisarem elaborando estudos a esse nível.

Segundo Legault e Goulet (*ob. cit.*) a prática de colocar os prematuros na incubadora para manter a temperatura acima dos 36ºC ou 96.8ºF "dificulta" aos pais o estabelecimento de um contacto precoce com os seus infantes.

Os pais frequentemente expressam o desejo de pegarem nos seus filhos o mais cedo possível e os enfermeiros gostariam de satisfazer esse pedido e vão questionando o hábito de manterem os infantes nas incubadoras até aos 1800g. Os enfermeiros querem um método para remover os infantes das incubadoras sem os sujeitar ao stresse do frio, baixando a sua temperatura e comprometendo a sua saúde.

Desta forma surge o estudo, atrás referido, comparando as duas formas de remover o infante da incubadora:

a) Canguru – este envolve o contacto pele-a-pele entre infante e mãe;

b) Tradicional – é o mais usado e nele o infante é enrolado por uma coberta e colocado nos braços da mãe.

Na forma tradicional removia-se o infante da incubadora com fralda e barrete, enrolado numa coberta e colocado nos braços num ângulo de 60° para permitir um melhor funcionamento pulmonar, não havendo estudos que avaliem este método cientificamente.

No canguru, iniciado em Bogotá, o infante com fralda e barrete é colocado sobre o tórax de um dos pais em posição vertical; as roupas parentais estão à volta e uma coberta é colocada por detrás do infante. O progenitor estará numa cadeira inclinada, daí que o infante fique a 60° de ângulo. Os estudos indicam que esta forma de remoção e contacto é segura para o infante e benéfica para os pais e a temperatura é estável, o ganho de peso satisfatório e a satisfação materna é maior neste método; as mães podem envolver-se numa relação mais precoce e podem prosseguir a vinculação e interagir com o infante, quando ele está acordado. Em 3 estudos são comparados os parâmetros fisiológicos e 3 equipas observaram a reacção fisiológica da mãe e estabelecimento da relação mãe-filho. Os seus resultados apresentam importantes diferenças que, provavelmente, se devem aos métodos de investigação utilizados como amostras e períodos de observação de pequeno tamanho. No entanto as observações do C fornecem dados empíricos de que este é seguro e apresenta muitas vantagens para a mãe e o infante.

Ao nível deste estudo é analisado ainda o papel do enfermeiro, sua importância e situação privilegiada no contacto com o infante prematuro que beneficiará em ser potenciada e potencializadora.

Muitos hospitais usam o método tradicional. Como não há estudos e este é conclusivo nas áreas descritas, a forma tradicional deve ser estudada e o encorajamento do contacto cada vez mais envolvente entre pais e infante deverá continuar a ser apontado como prática corrente.

O C é recomendado para melhor regulação da temperatura da pele, as mães dizem sentir-se próximas, assim a enfermaria deve criar espaço que estimule a necessidade desta proximidade pais-filhos. O pai, tanto quanto a mãe, também deve ter a oportunidade de pegar o infante. No estudo aqui referido as mães dizem que gostariam que os seus parceiros também tivessem esta experiência de pegarem no filho. Pode-se dizer que o C permite o contacto precoce e encoraja e disponibiliza os pais para mais contacto, de uma forma que estes manifestam bem-estar e gosto nesta envolvência e partilha.

Estudos recentes que avaliam o Método Canguru ... 67

Esta apresenta-se como uma intervenção humanizadora em que os enfermeiros apelam à qualidade e intervenção nos departamentos de alta tecnologia, sendo um método que pode ser usado com confiança, sem encargos económicos e humanos e até com economia de desgaste e, possivelmente, diminuição de tempo em internamento.

Sugere-se que se estude o processo de vinculação entre pais e prematuros, em ambos os métodos, com grupos diferentes que incluam pai, mãe solteira e adolescentes. Também não há dados sobre as vezes que o infante pode ser retirado da incubadora, durante o dia, sem pôr em causa a sua saúde, embora a vigilância e o cuidado constante da equipa de saúde previnam complicações e agravamentos.

Por fim, estes autores referem a necessidade de serem efectuados mais testes dos instrumentos, para que se possam avaliar as suas propriedades psicométricas.

Affonso e col. (*ob. cit.*) referem várias intervenções feitas com as mães aquando do seu estudo sobre as reacções emocionais maternas.

As mães foram instruídas pelos enfermeiros co-investigadores que conduziam as entrevistas; o investigador ficou com cada uma, ao seu lado ao longo de quase toda a 1ª semana, assegurando que ela ficasse confortável a sós. Os co-investigadores ofereceram à mãe apoio, alimento, orientação e aconselhamento.

Como exemplo, apresentam-se as seguintes intervenções do enfermeiro nesta orientação mais personalizada:

- encorajar a mãe a focar-se no seu filho e aprender o comportamento do infante e suas capacidades de cuidar;
- facilitar o envolvimento da mãe em actividades de prestar cuidados;
- reforçar a ideia de que a mãe tem capacidades para tomar conta de certos aspectos do infante;
- encorajar a mãe a discutir como se vê a si própria enquanto mãe daquele infante;
- proporcionar a procura de significado na sua experiência de gravidez de alto risco, parto prematuro e enfermagem de cuidados intensivos, pela discussão de tópicos importantes para a mãe;
- encorajar a mãe a falar de reacções emocionais positivas e negativas;

- oferecer a oportunidade de parar o estudo se a estiver a cansar ou se ela o requerer.

Estes autores referem que estamos no âmbito da adaptação cognitiva porque a crise destas mães se assemelha à de outros eventos em que esta se aplica. Este enquadramento de adaptação cognitiva propõe que quando um indivíduo percebe um acontecimento assustador o processo de reajustamento passa pelos seguintes temas:

1º - Procura de significado – porquê? e/ou tentativa de identificar atribuições causais;

2º - Tentar recuperar a mestria – exibido em comportamentos de retomar o controlo de pensamentos e sentimentos e da situação em geral;

3º - Recuperar a auto-estima – tentativas de se sentir bem sobre si por comparação de situações idênticas e avaliações que incitam confiança em si próprio.

As mães de prematuros usualmente têm dificuldades na atribuição de causas específicas ao parto e facilmente se sentem culpadas. Os prematuros de alto risco ficam muito tempo internados num ambiente estranho onde elas têm pouco controlo e participação nos cuidados; situação em que se confunde a procura de significado e a recuperação de mestria e auto-estima.

A separação impede a mãe de conhecer o seu infante e ameaça a sua percepção de vir a ser uma "boa mãe" para com este filho; consequentemente a sua auto-estima é abalada porque o seu filho é tratado por enfermeiros profissionais percebidas como boas mães enquanto o infante está internado, pois sabem cuidar dele naquela situação delicada. Sendo estes aspectos que podem pôr em risco o processo vinculativo e que se pretende intervir de forma a prevenir ou diminuir as probabilidades de risco.

CAPÍTULO VI
O MÉTODO CANGURU E A VINCULAÇÃO

1. Primeiros Contactos Pais-Infante de Termo

Numa situação usual de nascimento de um infante de termo saudável, nas horas que se seguem ao parto o infante saudável está calmo e sossegado, podendo olhar para a sua mãe, familiarizar-se com o seu cheiro, adaptar-se ao seu toque, procurar o seu seio para se aconchegar, ficando pronto para uma sesta ou uma refeição.

Neste processo a criança continua a estabelecer os laços com a mãe, onde a repetição de experiências significativas entre os dois vai solidificando a vinculação, assim como todo um conjunto de comportamentos específicos vindos da parte dos pais. Os comportamentos dos pais iniciam-se com o toque em que estes começam a examinar os bochechas e os deditos com as pontas dos seus dedos, depois começam a acariciá-lo com a palma da sua mão acabando por o abraçar com ternura. Segue-se o falar com o infante, passando da 3ª pessoa para a segunda e depois chamando-o pelo seu nome. Prossegue com o contacto visual pormenorizado, contando os dedos do infante e certificando-se que tudo funciona bem. A seguir passa-se às associações e comparações com os outros membros da família, confirmando a posse sobre o filho, a que se acrescentam as questões aos enfermeiros sobre marcas e outras características da criança. Por fim referem-se à criança como "O meu bebé" ou "O meu filho" dando assim início ao processo de vinculação afectivo e efectivo.

Falamos essencialmente do processo com a mãe embora a vinculação também se efectue com o pai, iniciando-se, segundo alguns os autores, na primeira visita e no momento em que pegam no seu filho. Nós acrescentamos que este se poderá ter iniciado, e é desejável que assim se efective sempre que possível, durante a gravidez através do toque na barriga, encostar o ouvido e a boca, falando com o feto e com a mãe, etc., e prosseguindo com o primeiro contacto após o nascimento.

2. Primeiros Contactos Pais-Infante Prematuro

Com os prematuros o processo atrás descrito é alterado, os pais ficam apreensivos com o facto de não poderem passar pelas primeiras experiências tão ambicionadas, por o seu filho lhes ter sido retirado tão cedo e deles apartado. No entanto, apesar desta alteração, isto não significa que a vinculação não venha a prosseguir a sua construção 2 ou 3 dias depois, ou até semanas após o nascimento esta também ocorrerá embora de forma mais fragmentada.

Para a maioria dos pais este processo é vivido de forma extremamente intensa, pois percepcionam que o seu filho prematuro necessita de mais protecção. Isto após um primeiro contacto para o qual terão de ser preparados sobre o que irão encontrar na unidade, por forma a que a sua atenção não se perca nos fios, tubos e aparelhos (cf. figura 3) e se centre no seu infante que é quem importa e o que justifica o estarem ali. Para além disso, os pais também devem ser preparados para o aspecto do prematuro e o quão natural são certas características deste, tais como a pele enrugada, uma determinada cor, orelhas invulgarmente grandes, veias salientes e o ser calvo.

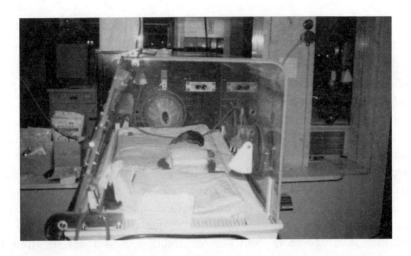

Figura 3: Podemos observar alguma da parafernália com que os pais se deparam quando visitam seu filho, assim como do sentimento de solidão e isolamento que este quadro provoca.

Neste contexto o MC surge como uma prática que virá a possibilitar que mais cedo se prossiga o estabelecer dos laços vinculativos, pois através deste contacto possibilita-se a sensação de calor, o enternecimento ou enamoramento e emoções de afecto que advêm da partilha e encantamento recíproco. Enquanto abraçam os filhos, os pais têm oportunidade de lhes tocar e olhar para eles, experimentando uma sensação de tranquilidade, sentindo-se relaxados e sorrindo. No início olham à sua volta mas rapidamente voltam a centrar-se naquele infante que busca protecção no seu colo. O bem-estar e calmia que esta experiência provoca nos pais leva alguns a sentirem-se mais disponíveis e prontos a participarem em todos os procedimentos da UCIN.

De uma forma sintética, o MC vai permitir aos pais um envolvimento redutor da ansiedade provocada por:

- Luzes e sons da unidade
- Comportamento e padrão de comunicação da equipa (normalmente não há tempo para os profissionais explicarem em pormenor o que estão a fazer ao seu filho)
- Comportamento do infante e sua aparência (aparente letargia do infante e equipamento intimidatório)

- Falha na relação inicial com o filho (o contacto dificultado pela tecnologia, os afectos que envolvem todo o nascimento prematuro e percepção de incapacidade para proteger o infante)

Em suma, este método permite que a relação vinculativa seja estabelecida, assim como reduz a sua ansiedade e stresse, potenciais inibidores do processo vinculativo.

Apesar das vantagens que esta intervenção acarreta tanto para a criança como para os pais, especialmente para o aprofundamento da relação, de acordo com Ludington-Hoe e Golant (*ob. cit.*) não podemos descurar o facto de os pais se poderem sentir culpados pelo acontecimento do seu filho ser prematuro, que se pode traduzir em questões colocadas pela mãe: "O que é que eu fiz mal? Poderia ter evitado?". Daí acontecer com alguma frequência as mães deprimirem após o parto, para o que as alterações hormonais contribuem significativamente.

Face a isto, os pais podem sentir necessidade de algum apoio, de poderem conversar com alguém sobre os seus medos de que o filho morra, que venha a apresentar algum tipo de incapacidade, etc. e sobre os seus sentimentos de culpa em relação aos acontecimentos. Poderá ser uma experiência vantajosa conversar com outros pais e partilhar os seus sentimentos em relação ao ser pai de um filho prematuro.

Nalguns países, como nos EUA, há muitas maternidades que têm organizado grupos de apoio para estes pais, os quais se podem revelar de grande ajuda. Neste contexto e em privado o choro pode ser bastante terapêutico e aliviará medos, responsabilidades, sentimentos de culpa, o que irá ao encontro da promoção de uma vinculação mais forte entre pais e filho.

3. A Perturbação e Recuperação da Vinculação do Infante na UCIN

Segundo Goodfriend (1993[1]) é comum os profissionais verem muitos casos de prematuros que não tiveram nas suas vidas um

---

[1] Todos os autores que aqui vão sendo relacionados com o conteúdo abordado são referidos pela autora.

O Método Canguru e a Vinculação 73

adulto a prestar cuidados de forma consistente. Negligência que parece contribuir para o desenvolvimento de problemas comportamentais (irritabilidade), de alimentação (falha no crescimento), fracasso nos progressos médicos ou exacerbação de problemas médicos, completando o diagnóstico de perturbação reactiva de vinculação da 1ª infância[2].

A prematuridade não é especificamente apontada como condição predisponente para o desenvolvimento desta desordem reactiva, mas factores como prolongado período na incubadora ou separação precoce do adulto prestador de cuidados costumam caracterizar os primeiros meses de vida de muitos dos prematuros.

A medicina neonatal permite a sobrevivência de infantes que antes não era possível; no meio daquele aparato de fios e monitorizações, entre uma respiração e um batimento cardíaco os pais ficam receosos em relação aos seus filhos e perdidos em relação à forma como lhe responder, sentindo que a forma que conhecem de dar carinho não se adequa a eles, não se sentindo necessários aos seus filhos e sentindo-se assustados pela atmosfera altamente tecnológica da UCIN. A preocupação médica com a manutenção da vida implica

---

[2] A autora apresenta a definição segundo a DSM III-R: a característica principal desta desordem são as relações sociais acentuadamente perturbadas na maior parte dos contextos, com início antes dos 5 anos de idade. A perturbação na relação social presume-se relacionada com cuidados patogénicos precedentes ao aparecimento da perturbação. Crianças com esta perturbação apresentam um pobre desenvolvimento da responsividade. Os traços visuais dos olhos, face e resposta à voz da pessoa que trata primariamente da criança não estão estabelecidos aos 2 meses de idade; atenção, interesse e reciprocidade de contacto ocular podem estar ausentes. Os cuidados patogénicos devem incluir negligência permanente das necessidades emocionais básicas da criança como conforto, estimulação e afecto. O quadro clínico pode ser substancialmente melhorado com cuidado adequado. Tal resposta terapêutica é um ultimato de confirmação do diagnóstico.

Características associadas: pode estar presente perturbação na alimentação. Pode haver perturbação do sono e hipersensibilidade ao toque e som.

Idade de início: por definição, a idade de início é antes dos 5 anos de idade. O diagnóstico pode ser feito tão cedo como no 1º mês de vida. Se os cuidados são marcadamente inadequados pode ocorrer má nutrição severa, infecção inter recorrente e morte.

Factores predisponentes: todos os que interfiram com a vinculação emocional precoce da criança para com a pessoa que trata primeiramente dela podem predispor a esta perturbação. Outros factores que predispõem à perturbação são a falta do contacto corpo-a-corpo afectivo nas primeiras semanas de vida, tal como um longo período numa incubadora ou outra separação precoce do adulto que trata dela.

que muitas vezes as necessidades desenvolvimentais têm baixa prioridade para os infantes de Muito Baixo Peso à Nascença (MBPN), os enfermeiros podem estar muito ocupados com procedimentos de rotina para poderem ter atenção às necessidades de apego dos infantes sob cuidados. Como resultado muitos destes infantes podem ficar isolados por muito tempo em cuidados altamente especializados de saúde mas privados dos cuidados emocionais também necessários à vida.

No artigo da autora atrás referida, base do que aqui expomos, são descritos 4 casos de crianças internadas na UCIN por um período significativamente longo que não tiveram um cuidador constante e interessado nas suas vidas (especialmente ao nível psico-afectivo); como tal, estes desenvolveram a desordem reactiva de vinculação na 1ª infância, caracterizada por problemas comportamentais ou falha de desenvolvimento no estado físico. Os casos apresentados são exemplos de intervenções necessárias na UCIN dirigidas às necessidades de desenvolvimento do infante e às ansiedades experimentadas pelos pais. Exemplos que revelam que os cuidados médicos podem não ser bem sucedidos se não forem associados a cuidados desenvolvimentais, sendo necessário mais investigação e relatórios de situações clínicas para melhor entendermos a integração destes cuidados nas práticas médicas.

Goodfriend apresenta os 4 casos referidos de crianças que ficaram muito tempo internadas na UCIN e intervenções propostas após diagnóstico da perturbação. Junto de duas dessas crianças a intervenção decorreu envolvendo os pais que passaram a visitar e a proporcionar mais cuidados desenvolvimentais (pegar, tocar, conversar, etc.); nas outras duas crianças foi a própria autora a cuidadora que estabeleceu a consistência de cuidados desenvolvimentais com o infante, de uma forma diária. As crianças que passaram a ser acompanhadas pelos seus pais apresentaram melhorias significativas e um desenvolvimento saudável. Quanto às outras duas crianças o processo foi mais delicado, a 1ª tinha 4 meses de idade quando foi iniciado o referido contacto prolongando-se até aos 28 meses de idade, depois foi colocada numa unidade com cuidados de enfermagem primários[3];

---

[3] Cuidados que vão ao encontro dos cuidados desenvolvimentais, onde ocorrem: alimentar, lavar, mudar a fralda, vestir com conversação, acariciar, tocar; conversar, pegar,

com a 2ª iniciou-se o contacto aos 8 meses de idade e apesar de melhorar um pouco não foi suficiente para estabelecer uma vinculação efectiva, acabando este infante por morrer aos 17 meses de idade com severa displasia broncopulmunar com fibrose em fase terminal.

Com base nestes casos e no contexto científico internacional, propõem-se vários pontos de discussão, de acordo com a autora:

* Nos casos apresentados é sintomático o facto de cada criança não ter experimentado a proximidade a um cuidador consistente em relação com o diagnóstico de perturbação reactiva de vinculação da 1ª infância;
* Três das crianças revelaram muito progresso nos seus sintomas físicos e comportamentais, com atenção consistente e previsível do cuidador; a 4ª, cujo contacto se iniciou somente aos 8 meses idade, acabou por morrer;
* Surge a questão: Quais são as necessidades desenvolvimentais do infante prematuro? Apesar destas não serem tão conhecidas como as fisiológicas, no entanto diversos autores vão abordando e estudando as suas necessidades, alcançando informações tão preciosas como:
  - A estimulação apropriada para os prematuros tem sido controversa ao longo das décadas. A hiper estimulação e seu impacto nestes infantes foram estudados por Long, Lucey e Gorski. Long e Lucey verificam que os barulhos súbitos podem levar ao choro, e depois a hipoxemia e aumento na pressão intracraniana (possível precipitante da hemorragia intraventricular). Gorski e col. (1987) mostraram que o stresse criado pelo agarrar no infante despropositadamente pode provocar episódios de bradicardia.
  - Als e col. (1986) mostraram que os infantes que melhor evidenciam redução de ventilação e dependência em oxigénio, alcançam mais cedo a habilidade para amamentação ou para utilização do biberão. Consequente melhor desenvolvimento ocorrido aos 9 meses de idade, verificou-se naqueles que tinham sido protegidos do barulho e luminosidade, esses infantes tinham sido cuidadosamente posicionados de forma a alcançar uma organização motora, de estado e actividade auto-reguladora (no caso do 4º bebé

referido pela autora os frequentes episódios de hipoxemia poderão relacionar-se com exposição a luz intensa e barulho do meio em que viveu).

– O que é adequado como estimulação para o prematuro ainda não está bem definido. As necessidades de vinculação nos prematuros ainda não são tão bem compreendidas como as dos RN de termo.

– Spitz (1946) foi dos primeiros a estudar os efeitos da privação maternal; seguiu crianças privadas da mãe ou substituto desta, colocadas num centro, que mostraram grande compromisso no crescimento e desenvolvimento, infecções frequentes e elevada mortalidade. Outras crianças separadas de mães por 3 meses apresentaram um desenvolvimento de tristeza, choro, alheamento, atraso de desenvolvimento geral, recusa de alimentação e perda de peso. Ao voltarem para as suas mães elas recuperaram rápida e dramaticamente.

– Spitz e Wolf (1946) referiram que os efeitos da separação longa podem ser irreversíveis (a 4ª situação referido pode ser um exemplo de longa privação de cuidados maternos / ou substituto que quando aconteceram já era muito tarde, não conseguindo o infante responder a estes).

– Bowlby (1969), pioneiro na teoria da vinculação, mediu a necessidade de contacto do RN e na 1ª infância com um cuidador em termos de proximidade, i.e., vinculação e independência dessa ligação em relação às necessidades fisiológicas (como a fome). Nos RN de termo são óbvias as formas de mostrarem a sua necessidade de contacto: pelo choro e calmia ao som da voz e toque humano.

– Neste contexto aparece de grande importância a figura da mãe que é reconhecida pelo infante (a sua voz – Ockleford, 1988, e cheiro – Stern, 1985), preferindo a face humana ao objecto inanimado (Stern, 1985).

– Compreender as necessidades de vinculação dos prematuros pode ser mais difícil do que perceber os sinais das crianças de termo. Frequentemente estes, devido à ventilação mecânica, não podem chorar, não estão aptos ao estado de alerta nem a fazer contacto ocular (sinais que mobilizam o cuidador para a proximidade). Não é raro ver os MBPN como muito

O *Método Canguru e a Vinculação*

frágeis para beneficiarem de interacção com os pais (o que a mãe da 3ª criança referida pela autora expressou).
- Investigadores tentam saber e compreender melhor a necessidade de vinculação dos prematuros. Als (1986) alertou--nos para o sistema de atenção/interacção dos prematuros, que se torna mais definido com o aumento de IG, no entanto já está presente no RN prematuro de 27 semanas de IG. O mesmo autor enfatiza a vulnerabilidade do prematuro, sugere cuidadosa monitorização do comportamento de estado motor e alterações autonômicas (aversão ao contacto ocular, sonolência, mudança de cor, dificuldades respiratórias e hipertonicidade) que indiciam estimulação suficiente.
- Outro trabalho revelou a necessidade do contacto no prematuro, neste Field (1990) mostrou que infantes que receberam massagens diárias ganham peso mais rapidamente, apresentam comportamentos mais organizados e recebem alta mais cedo, do que os que não tiveram a mesma intervenção.
- Os cuidados canguru e a amamentação são usadas nalgumas UCINs, Whitelaw (1988) refere que bebés vivenciando este contacto choram com menor frequência.
- VandenBerg (1991) num estudo em que infantes prematuros eram pegados diariamente por 2 horas (por voluntários) verificou que eles recebem alta mais cedo. Estes infantes alcançam um melhor controlo de estado, estão mais alerta e são mais responsivos aos cuidadores que os infantes de controlo.
- As crianças prematuras precisam de cuidados consistentes de um adulto para os tocar, pegar e conversar. Preferencialmente estes deveriam ser os pais da criança, pais que requerem ajuda para se ambientarem na UCIN e entenderem como podem desempenhar o seu papel de pais neste meio.
- Intervenções deste género vão enriquecer o estado da medicina como arte e podendo prevenir o desenvolvimento da Perturbação Reactiva de Vinculação da Primeira Infância.
- Os casos apresentados confirmam como a presença dos pais ao lado destes infantes internados na UCIN apresentam menos complicações que os abandonados e isolados. Pro-

gramas com voluntários para pegarem nos infantes, construção de quartos para pais visitantes, horas livres de visitas, enfermeiros de cuidados primários e médicos de cuidados primários revelam melhorar o conhecimento e compreensão das necessidades de vinculação do infante prematuro.

– Assim como continuamos a necessitar de conhecer mais como interagir com os prematuros, será interessante observar o efeito destes cuidados de desenvolvimento no seu progresso e futuro.

Os estudos de caso que o artigo apresenta vem confirmar as nossas considerações e assunções de que um prematuro pode beneficiar de forma intensamente significativa e potencialmente diferente de um cuidado mais personalizado e completo no contacto afectivo e sensorial com os seus pais ou substitutos. A discussão final insere a pertinência dos contextos teóricos que se ligam à possível fundamentação destas práticas e dos estudos que a corroboram, reforçando e estruturando cientificamente aquilo que é visível aos olhos de quem presencia os contactos privilegiados entre pais e infante prematuro e/ou entre os profissionais ou um cuidador especializado e específico e o infante prematuro em cuidados intensivos.

CAPÍTULO VII
A AMAMENTAÇÃO E O MÉTODO CANGURU

Prosseguimos baseando-nos na obra de Ludington-Hoe e Golant (1993), referindo que o leite materno é a fonte de nutrientes mais rica para o infante e o melhor para o seu crescimento visto que contém anticorpos importantes e contém substâncias específicas como a taurina que promove o crescimento nervoso. Por seu lado a sucção da mama pela criança ajuda a regular o seu ritmo cardíaco e respiratório promovendo uma maior oxigenação ao sangue.

No que respeita ao leite da mãe de prematuros este é mais rico em proteínas, sódio e cálcio do que o de outras mães. No entanto, os prematuros podem necessitar de um enriquecimento do leite materno ou de um suplemento com leite artificial específico para prematuros, para reduzir as diferenças em relação aos não prematuros em termos de mineralização óssea e desenvolvimento muscular.

O número de mães de infantes prematuros que amamenta é especialmente baixo, nos EUA menos de 10% são as que o fazem, enquanto que na população em geral em termos internacionais cerca de 33% amamenta com leite materno durante os 3 primeiros meses de vida.

Os valores referidos em relação aos prematuros são compreensíveis pois a amamentação com leite materno torna-se particularmente difícil face:

- à fraca sucção que o leva a ingerir uma pequena quantidade de leite não suficiente para o alimentar;
- à descoordenação entre sucção e ingestão, verificada em infantes com menos de 34 semanas por o reflexo não estar ainda normalizado;

- à inexperiência que o leva a rodear o mamilo mas a não retirar alimento, o que não pode ser mantido pois o seu estado de carência alimentar ressentir-se-á de imediato;
- à sua boca ser demasiado pequena para o mamilo da mãe;
- à dupla forma de ser alimentado que o confunde (mama e biberão).

Por estes motivos, as mães dos prematuros sentem-se desencorajadas a efectivarem este tipo de alimentação para com o filho. A rotina de amamentação com esta criança é mais difícil, necessitando de muita paciência e perseverança, embora não seja impossível. Com apoio e experiência que promovam amamentações bem sucedidas, a mãe acabará por conseguir amamentar adequadamente o seu filho e cimentar com ele o relacionamento que este contacto lhe oferece, proporcionando-lhe um início de vida mais saudável.

Verificou-se que as mães de prematuros em canguru tinham mais facilidade em amamentar e faziam-no mais cedo. O porquê de o MC promover a amamentação materna deve-se à proximidade da mama (assim pode escolher quando e o que quer comer, o que pode fazer mais amiúde), pela fonte de nutrição disponível (não é necessário que este chore para comunicar de sua fome[1]), ao estímulo que o odor do leite da mãe provoca na procura do seio, ao aumento de vigor que o sono profundo lhe permite depois, às mamadas mais frequentes (a prática conduz a uma aprendizagem da coordenação da respiração, sucção e ingestão), e às solturas de leite que ocorrem após o início da MC, por causa do relaxamento proporcionado à mãe.

Apesar de nem todos os infantes manifestarem melhoras no interesse pela amamentação durante o C, sejam prematuros de muito pouco peso (inferior a 1100g) parecendo não ter energia suficiente para se alimentar ou os que ainda estão na exploração da mama ingerindo o suficiente para se aguentarem, verificam-se em geral

---

[1] Este aspecto também pode ter os seus inconvenientes visto que a criança não utiliza a linguagem choro para manifestar o seu estado de fome, podendo ser-lhe mais difícil depois fazer uso desta comunicação para essa necessidade e ficar deficitária no seu leque de contacto relacional; ou vir a ser mais difícil para a mãe aprender como o filho comunica face a esta necessidade. Aspecto não estudado nas investigações revistas.

A *Amamentação e o Método Canguru* 81

vantagens da amamentação na mama durante o MC. Refira-se o padrão de alimentação de ingestão mais frequente e com menor quantidade que, como constatou o pediatra Gorsky, leva o prematuro a digerir melhor, a regurgitar menos e a aumentar de peso mais rapidamente.

Para que a amamentação se efective de uma forma mais proveitosa é importante que os pais aprendam a ler alguns sinais da criança. Desta forma sabe-se que um prematuro tem fome quando está num estado acordado e faz movimento da cabeça; torna-se relevante aprender os seus padrões de sucção, pois apesar de ingerir pouco leite está a adquirir um padrão de sucção-respiração correcto. No início o infante pára para respirar, devendo deixá-lo respirar à vontade; depois, à medida que vai aprendendo, ele não faz sucções tão frequentes nem tantas pausas para respirar, nesta altura se o bebé manifesta desorganização neste padrão estará a dizer à mãe que está saciado, que já não tem fome. Caso o infante expresse sinais de estar a sufocar e de irritação nasal, a amamentação deve parar de imediato, pois isto pode acontecer devido ao leite sair muito rápido ou com demasiada força em relação à capacidade de controlo da criança, dificultando-lhe a respiração.

É importante incentivar a mãe para esta forma de alimentação e relação, dando-lhe apoio, indicações claras de como o fazer e como lidar com cada pequena comunicação e dificuldade do filho.

CAPÍTULO VIII
OS PAIS (HOMENS) E O MÉTODO CANGURU

Os pais (ainda baseando-nos em Ludington-Hoe e Golant, (1993)[1], também podem e devem efectuar o MC. Neste procedimento observa-se que os seus filhos durante o contacto pele-a-pele dormem tal e qual fazem junto das mães e parecem tão relaxados e confortáveis como no contacto com ela. Estes pais conseguem aquecer os filhos com o calor do seu corpo tal como as mães.

No entanto há cuidados e aspectos a considerar na sua prática, comuns também às mães mas mais relevantes e específicos para os pais, os quais passamos a expor:

- O pai não deverá efectivar o C se estiver com tosse, constipado, com gripe, desarranjo gastro-intestinal, febre, ou qualquer outro tipo de doença ou indisposição que lhe dificulte o bem-estar ou que ponha em causa o bem-estar e estabilidade do infante.
- Aconselha-se que não fique mais de 2 horas em C com o seu filho, se sentir desconforto.
- O pai deverá ter tomado um banho ou duche e ter vestido roupa lavada.
- O pai pode e deve levantar-se a fim de esticar um pouco as pernas e mudar de posição para ficar mais confortável.
- É bom ter à mão uma chupeta para o infante e um copo de água para si.
- O pai pode falar à vontade que isso não acordará o infante.

---

[1] Obra em que nos estamos a basear, no entanto estes autores traduzem a voz de muitos profissionais que advogam e protagonizam a efectivação do C pelos pais homens, como é o caso de De Leeuw na Holanda e dos pediatras e enfermeiros da MBB em Portugal.

É de sublinhar que se verifica serem estes pais tão capazes de estimular precocemente os seus filhos como as mães, estabelecendo assim ou prosseguindo o estabelecimento da vinculação precoce pai--filho.

Como nos confirmam os estudos, o apego que estes pais fazem com os seus filhos é admirável, o envolvimento destes nos procedimentos e determinações relacionadas com o desenvolvimento e estabelecimento de vínculo apresenta-se muito mais intenso, fortalecido e benéfico para todos os envolvidos. Além de ser satisfatório observar este contacto, também permite a partilha de responsabilidades aliviando a mãe da sua angústia e peso que a percepção de responsabilização pode provocar.

Somos defensores e incentivadores acérrimos do envolvimento dos pais homens neste tipo de contacto, assim como noutras formas de participação e colaboração junto dos seus filhos na unidade e depois no lar, com benefícios visíveis e óbvios para cada um da família e para a família em si.

Esta questão remete-nos para a possibilidade e pertinência de outros membros da família poderem participar activamente nos cuidados da criança e efectivarem o C, na unidade e no lar. Falamos dos avós, irmãos, tios próximos, etc., que poderão substituir os progenitores caso estes estejam doentes ou incapacitados de o efectuarem eles mesmos (por distância, indisponibilidade física e psíquica). Esta envolvência não só é enriquecedora na substituição como pode contribuir para a transferência e alívio de todo o peso de responsabilização que a ida para casa com um filho prematuro pode acarretar. Vê-se assim aumentada a possibilidade de criar uma rede de apoio familiar e social, suportativa e desejável para prosseguir o desenvolvimento saudável daquela família.

CAPÍTULO IX
A UCIN E O MÉTODO CANGURU

A unidade onde tudo se processa neste início atribulado do prematuro[1], tem duas tarefas a realizar no sentido de facilitar a sua rentabilização e benefícios para aqueles que são o foco e sentido da sua existência, promovendo a satisfação e bem-estar de todos, tanto dos infantes e pais como dos profissionais. São elas a necessidade de compreender as mensagens do infante e a necessidade de adaptar a UCIN ao conforto da criança.

Desta forma é de extrema importância aprender a ler as mensagens do infante, de forma a dar-lhe o que ele necessita e a eliminar qualquer situação que lhe provoque angústia. Por outro lado é essencial manipular certas condições da unidade que possibilitem a rentabilização da promoção dos estados do infante e o desenvolvimento adequado das restantes dimensões requeridas ao crescimento harmonioso da criança.

Com o objectivo de diminuir a agitação do infante e de estimular o seu sono será conveniente que as luzes não sejam fluorescentes, mas sim lâmpadas especiais para estes infantes e com interruptor com dispositivo regulador da intensidade; a incubadora não deverá estar junto à janela para que a luz directa não incida nos olhos do infante; devem-se evitar ruídos como sejam rádio, telefone, máquinas, pessoas a falar, etc.; será vantajoso procurar conciliar as sessões de C com as tarefas médicas e de alimentação (como já referimos anteriormente) e as alturas do dia mais sossegadas para o infante dormir; estabelecer o ciclo dia-noite para o infante (por ex. através da diminuição de ruído e de intensidade das luzes e cobrir a incubadora

---

[1] Continuamos baseando-nos na obra de Ludington-Hoe e Golant (1993).

com uma coberta que tape a luz e deixe o infante dormir); compor o espaço envolvente do infante para que não faça movimentos desnecessários nem perca calor, sendo útil colocar um gorro; posicionar o bebé em posição fetal (i.e. deitado, flectido com a face para baixo) com ajuda de almofadas e protectores laterais. Estas medidas ao serem efectivadas conjuntamente com as sessões C podem promover "inimagináveis" melhorias no estado de saúde e desenvolvimento da criança.

CAPÍTULO X
A APLICAÇÃO DO MÉTODO CANGURU EM CASA

No sentido de ampliar os benefícios do C, ainda segundo os mesmos autores e obra anteriormente referida, em Bogotá mais de 4000 mães saíram da maternidade com os filhos envoltos em si próprias, mantendo-os consigo 24 horas por dia. Neste processo as mães tinham os seus filhos envolvidos enquanto elas dormiam, comiam, trabalhavam ou limpavam a casa (o que se torna possível para domésticas, dizem os autores, no entanto isto também é possível noutras mães durante os 3/4 primeiros meses em que elas ficam de licença de maternidade).

Muitos dos infantes envolvidos no MC continuavam a crescer de forma saudável, o que significa que eram hospitalizados com menos frequência, tinham menos dificuldades respiratórias, menos infecções, continuavam a amamentação materna, não apresentavam atrasos motores, o seu aspecto era saudável e vigoroso e as suas cabeças eram arredondadas e harmoniosas aquando de 1 ano de idade.

Os efeitos benéficos do C em casa foram confirmados por Figueiroa Leon, médico de Guatemala, o qual concluiu que ao ser utilizado este método em casa, durante pelo menos 6 meses, se observa:

- Ganho de peso adequado, nalguns casos até 5 a 10 gramas mais do que os que não o faziam.
- Maior percentagem de mães a amamentar exclusivamente a leite materno (78% comparadas com as 34% de mães que não o faziam).
- O tempo que perdura a amamentação, com redução das fórmulas artificiais, é mais prolongado nas díades que efectuam o C em casa.

- As mães revelam-se mais motivadas para prosseguirem o acompanhamento de consultas de seguimento.
- As mães sabiam fazer uso mais profícuo dos recursos da maternidade.
- Os infantes aqui envolvidos requeriam menos visitas domiciliárias do pessoal especializado.

Rematando que não existem efeitos adversos no crescimento e desenvolvimento do infante aquando da actuação C em casa.

Estas crianças estarão prontas para o C em casa quando estiverem a ganhar peso de forma regular, a tolerar sem problemas a amamentação e se não tiverem problemas respiratórios. Neste contexto, o peso e as semanas de gestação não são o elemento mais importante, desde que cumpram os mínimos associados à estabilidade requerida, como já anteriormente foi referido, embora no nosso contexto técnico-científico isto se verifique tendo em consideração os factores peso e idade.

Há situações em que alguns prematuros poderão ir para casa com o apoio de monitores de respiração e tanques de oxigénio, sendo por isso necessária a aprovação de especialistas e que os pais saibam lidar com os aparelhos. Nestas situações torna-se preferível que a mãe se mantenha sentada durante a sessão C.

Para aplicar o C em casa basta envolver o infante num agasalho ou tira de pano, sendo assim possível que a mãe efectue outras actividades caseiras e até dormir neste procedimento. Para além disto é necessário ter outros cuidados como:

- Higiene constante;
- Colocar uma fralda no infante;
- Colocar o infante no peito da mãe com a ajuda de acessórios que permitam segurá-lo (há artigos adequados que podem ser adquiridos nas usuais lojas para crianças);
- Não usar *soutien*;
- A mãe deve vestir uma camisola larga ou um robe;
- Se a mãe se sente constipada deve usar uma máscara se, após consultar um especialista, tiver a garantia de que daí não advém qualquer perigo para o filho.

A Aplicação do Método Canguru em casa

Relativamente ao tempo que deve demorar o C em casa, o ideal aconselhado para cada sessão será de cerca de 1 hora no mínimo, se a vida dos pais o permitir, podendo prolongar-se por muito mais tempo. Verifica-se que estes infantes, quanto mais tempo estão em contacto com as mães, menos agitados se apresentam, comendo e dormindo melhor. Daí que seja proposto que este se prolongue o máximo de tempo possível e com mais frequência possível durante os 3 primeiros meses de vida ou até que a criança atinja as 52 semanas pós-concepção.

Quanto à idade do infante, verifica-se que depois de aproximadamente 40 a 52 semanas de concepção, os padrões de sono do infante começam a estabilizar, sendo este um elemento essencial para a maturação do cérebro, altura em que se estabelece o ritmo circadiano. Daí que seja aconselhável a utilização do C até às 52 semanas pós-concepção.

No que respeita à utilização do C na cama será proveitoso manter o infante junto do peito enquanto a mãe dorme, aproveitando assim mais tempo nesta forma de contacto. A melhor posição da mãe, durante o sono com o filho em C, será a semi-levantada, encostada a duas ou três almofadas, por forma a facilitar a respiração do infante, assim se este acordar a meio da noite procurando a mama também não se engasgará.

Nas primeiras noites a mãe pode sentir-se desconfortável, mas os seus padrões de sono podem regularizar-se depois de 2 ou 3 noites. As investigações nunca encontraram situações de a mãe se virar durante a noite, o que poderia constituir um perigo para o infante, no entanto, nas situações estudadas parece haver uma vigília selectiva que permite à mãe manter uma posição ainda que pouco cómoda, por tempo longo, desde que assegure um bem estar do seu filho.

Quanto à intimidade do casal apela-se a alguma compreensão para uma situação temporária e benéfica para uma harmonia no desenvolvimento do filho que acarretará uma harmonia e maior segurança e confiança dos pais que lhes poderá possibilitar uma recuperação da intimidade talvez mais liberta e disponível.

Outra questão que pode surgir neste tipo de procedimento em casa, com famílias com mais filhos, é a possível rivalidade para com este irmão mais novo. É comum que o nascimento do irmão mais novo possa ser, normalmente, percebido como uma ameaça à sua segurança, pelo que a criança procura comunicar aos pais que se sente assustado, inseguro e stressado. Daqui a criança poder ter pensamentos menos adequados em relação a este irmão mais novo e até verbalizá-los, ao que os pais devem evitar reagir com agressividade, podendo explicar-lhe que é normal sentir revolta pela mudança ocorrida na dinâmica familiar. Para a expressão destes sentimentos os pais podem usar brinquedos ou outras actividades lúdicas através dos quais eles poderão veicular estes receios sem medo da punição (ou até prevenir utilização de bloqueios ou de mecanismos de defesa menos funcionais). Caso a situação de manifestação de rivalidade fraterna se torne mais intensa e complexa, os pais deverão procurar ajuda junto de especialistas.

Outros membros da família podem participar nesta forma de contacto, as mães poderão sentir alguma relutância mas é importante que outros elementos familiares sintam que também estão a participar no bem-estar da criança.

Desde que não haja problemas de infecções, febres, problemas gastro-intestinais ou simples constipações, outros membros da família poderão fazer o C, com o cuidado de primeiro lavarem as mãos, e após a permissão do especialista para esta participação. Dentro dos familiares a poderem ser envolvidos estão irmãos mais velhos (com idades a partir dos 7 anos) que poderão experimentar o C enquanto vêem televisão ou lhe lêem histórias, sempre numa posição sentada para garantir o equilíbrio do infante. Pode acontecer que o infante procure a mama do familiar em contacto, pois pode ainda não conseguir distinguir a mama que dá leite da que não dá leite, pelo que será bom colocar-lhe uma chupeta na boca ou afastá-lo ligeiramente da mama com o dedo.

Este apoio é relevante e pertinente face ao alívio que pode permitir à mãe, favorecendo o seu bem-estar incluindo o tirar algum tempo para si própria (relaxar, esticar-se, deixar fluir os pensamentos, cuidar da sua higiene e beleza, sair, passear, etc.).

Muitas mães terão de voltar ao seu emprego parecendo-lhes difícil deixar o seu filho demasiado vulnerável para ficar nas mãos de outras pessoas, o que se intensifica com a experiência do C. No entanto, essa separação terá de ocorrer e a mãe terá de aprender a

A Aplicação do Método Canguru em casa   91

confiar e a acreditar que o seu filho está robustecido e que ficará em boas mãos na sua ausência.

A volta ao mundo laboral perspectiva-se como um ideal de 3 meses após o tempo normal de gestação, altura em que o ciclo dia/ noite e o ciclo de sono do infante já se encontram praticamente regularizados.

Colocando a questão sobre quão conveniente seria efectivar o C pela ama ou educadora, torna-se preferível que este seja somente efectuado com a mãe e ou familiar em casa, de forma a combater o perigo das infecções[1].

Observa-se quão notórios são os gestos do infante ao ser pegado, pedindo contacto pele-a-pele, acalmando perante a satisfação desse desejo através do C que a mãe lhe proporciona (ou outro familiar idóneo).

Por fim refere-se a questão da desabituação que se torna delicada e sem resposta concreta, pelo que a mãe terá de contar com a sua experiência, percepção e disponibilidade. Pode ser que por vezes não lhe apeteça fazer o C, o que é bastante justificável e compreensível. Se a rotina começa a ser muito pesada e de grande exigência para a mãe (até pelo peso do infante), ou por momentos em que sente demasiado calor ou frio, cansaço ou fome, justifica-se que interrompa o C. De qualquer forma é conveniente que a separação se processe de forma gradual, que passará por um início em que os pais o manterão próximo do seu corpo, afastando-o suavemente até o infante dormir repousadamente, sem a constante presença física da mãe.

---

[1] Parece-nos que a questão não se coloca só no âmbito da saúde mas também ao nível da ética, parentalidade e tempo que neste espaço há para este tipo de dedicação, além do possível sentimento de exclusividade que poderia ser sufocante para a criança e desmotivante para as outras crianças a cuidado da mesma ama.

CAPÍTULO XI
Estudo junto de uma Amostra Portuguesa

No contexto português, no âmbito do Doutoramento em Psicologia Clínica (Feliciano, 2002), procurámos implementar o Método Canguru (MC), tal como já foi pormenorizadamente abordado nesta obra, e avaliar a utilização do *Video Interaction Guidance* (VIG) e do *Video Home Training* (VHT), no contexto da prematuridade. Sendo estes definidos como métodos de reforço parental em que o vídeo surge como um instrumento a partir do qual se desenvolveu, na Holanda, um método de ajuda na relação pais–filho, o VIG (quando é efectivado em contextos diversos) e/ou o VHT (quando este é efectivado no domicílio). Nestes duas formas de intervenção, o vídeo permite captar e registar momentos particulares da comunicação, os quais são, depois, revistos[1] conjuntamente pelo *hometrainer/trainer* (profissional que o aplica) e pelos pais, educadores ou profissionais da saúde. Nesta revisão, observando o que foi registado, é possível discutir e demonstrar como enriquecer e desenvolver as comunicações básicas reforçando-as no elemento adulto/líder da díade em análise (eg. Pais, educadores ou profissionais da saúde e os próprios *hometrainers/trainers* aquando da supervisão por profissionais seniores). A inovação que este método comporta, ao usar o vídeo no espaço doméstico, ou onde ocorra a interacção diádica em foco, torna possível ajudar os pais (foco do nosso interesse na investigação concretizada) a reconhecerem as iniciativas da criança e a autoconsciencializarem os seus comportamentos desejáveis, promovendo prazer e autoconfiança no seu manuseamento e orientação ou liderança na interacção.

---

[1] Revisão efectuada de acordo com as grelhas de observação e avaliação de comportamentos da interacção VIG e VHT (cf. anexos).

Por forma a podermos avaliar das condições e pertinência da referida implementação, ao nível da relação pais-infante prematuro, efectuámos um estudo que organizámos aplicando estes métodos junto de uma população de prematuros da Maternidade Bissaya Barreto (MBB), para a qual constituímos 4 subgrupos homólogos que compuseram a amostra dentro da população em estudo:

1. O subgrupo **MC+VIG+VHT** – que usufruiu da intervenção combinada de contacto canguru, registo e visionamento desse contacto em vídeo (segundo os critérios do VIG) e registo e visionamento de momentos de contacto no domicílio (VHT).
2. O subgrupo **MC+VIG** – que usufruiu da intervenção combinada de contacto canguru conjuntamente com o registo e visionamento desse contacto em vídeo (segundo os critérios do VIG).
3. O subgrupo **MC** – que usufruiu da intervenção simples de contacto canguru.
4. O subgrupo de **Controlo** (ou sem intervenção) – que não passou por nenhum dos procedimentos de intervenção anteriormente referidos, ou qualquer outro procedimento manipulado.

Como instrumentos de medida seleccionámos o **Beck Depression Inventory** – que nos permitiu avaliar os níveis de depressão na amostra e possíveis efeitos da intervenção nesta área emocional (com manifestações fisiológicas e cognitivo-comportamentais); a **Percepção Parental**, a **Auto-Estima Parental** e os **Sentimentos e Atitudes Parentais** – que nos permitiram avaliar de que forma os pais percebiam as competências do seu filho, de como esses comportamentos eram percebidos enquanto dificultadores na relação e qual a intensidade de preocupação; de como esses pais avaliavam e valorizavam as suas capacidades de parentificação, de aceitação e expectativas na relação com o filho e de como se sentiam em relação à gravidez e ao parto; de como os pais auto-avaliavam os seus sentimentos e comportamentos de cuidar do filho e de satisfação, a sua ansiedade e tendência depressiva; inventariámos os dados clínicos que nos permitiram avaliar a situação da criança, caracterizar a nossa amostra ao nível dos infantes e avaliar possíveis efeitos da intervenção no seu desenvolvimento/crescimento, tais como: IG, peso à nascença, sexo, tipo de parto, gemelaridade, APGAR, CRIB, SNAP-PE, ecografia cerebral, ventilação recebida, estatura e perímetro craniano, IC, tipo de alimentação, diagnóstico de morbilidade e idas à urgência. Instrumentos aplicados nos tempos de medição T_1 – que aconteceu pós eleição e consentimento, numa **pré intervenção**, T_2 – que aconteceu quando a criança teve **alta hospitalar** e T_3 – que decorreu **3 meses após a alta hospitalar**.

Neste estudo verificámos que os pais com quem intervimos com o vídeo revelavam envolvimento activo e efectivo na forma de interacção, manifestada nas filmagens efectuadas. Os sentimentos que poderão estar associados à prematuridade, resultando na dificuldade em tomar para si o papel parental, parecem ter sido aliviados nos subgrupos de intervenção, na medida em que estes pais assumiram funções parentais sem reservas na UCIN e domicílio (pelo menos os que pudemos observar nas filmagens efectuadas) e cedo manifestaram desejo de cuidar do filho, tomando iniciativas nesse sentido (e.g. oferecendo-se para cuidados mais elaborados na UCIN – higiene, alimentação, procedimentos clínicos acessíveis, etc.).

Face a isto dizemos que neste sentido fazem eco no 'delegar poderes' nos pais, referido por Meisels e Shonkoff (1990) como essencial face ao papel principal dos pais em relação ao desenvolvimento dos seus filhos. Papel que se deve deixar os pais assumir, cabendo aos profissionais deixar espaço para os pais tomarem as suas iniciativas de acção, mantendo-se disponíveis para orientar e apoiar face a quaisquer dificuldades e solicitações que possam surgir. Desta forma, o papel do profissional é e será sempre imprescindível, no entanto exige ser alterado de *'um fazer em vez de'* para *'ajudar e incentivar os pais a fazerem'*.

Ao longo do tempo de intervenção verificou-se uma tendência para a sincronia na intensidade e especificidade da liderança parental, manifesta na interacção diádica pais-filho.

Nas crianças foi-se manifestando um aumento de competências denunciadoras da prontidão para a interacção e maior capacidade de alerta/atenção, assim como na manutenção dos microciclos de comunicação entre pais e filho.

Quer isto dizer que as competências parentais e dos infantes reveladas neste estudo se denunciam no sentido do referido por certos autores (e.g. Enes, Affonso e col., Miles e Holditch-Davis), o que nos (re)incentiva para uma implementação das intervenções reguladoras da capacidade dos pais lerem, interpretarem e responderem adequadamente, reconhecendo as capacidades do seu filho, mobilizando-as e reforçando-as. Desta forma avaliamos estar a permitir que o desenvolvimento se possa processar de forma harmoniosa e que a relação pais-filho decorra num processo de enriquecimento e aprendizagem mútuas. Contexto e constatação onde os métodos em estudo parecem ter um papel determinante e facilitador de um processo de interacção onde os pais lideram, com base nas directivas, ritmos e necessidades que vão aprendendo a 'ler' no seu filho.

Em suma, neste estudo obtivemos confirmação da liderança parental na relação e das competências comunicacionais do infante, destacando-se como comportamentos mais frequentes[2] e em evolução o *olhar para o outro*, *postura agradável* e *movimento de mão* no infante e o de *olhar para o outro* e *movimento de mão* nos pais.

Para além da dimensão relacional, nas outras dimensões avaliadas pelos instrumentos referidos, importa referir que aos **3 meses após alta** se verificou maior redução na ***Beck Depression Inventory*** **(BDI)** nos subgrupos de intervenção, especialmente nas mães; uma **percepção** mais positiva nos subgrupos de intervenção, especialmente com o VHT; na escala de Auto-Estima os resultados nas subescalas *aceitação do bebé* e no ***total de auto estima*** são mais positivos nos subgrupos de intervenção, especialmente nas mães; e na escala de Sentimentos E Atitudes as subescalas ***sobrecarga*** **e** *frustração* são mais positivas nos subgrupos de intervenção, especialmente nas mães. Nos infantes dos subgrupos de intervenção verificou-se maior aumento de **peso**, na UCIN e domicílio, e de **alimentação** materna, na UCIN.

Mesmo com os resultados não linearmente confirmativos, ou espectacularmente relevantes, visto só termos obtido valores estatisticamente significativos na Percepção Parental (3 meses após alta) e nalgumas subescalas da Auto Estima, o facto é que a intervenção estudada se apresentou como uma alternativa sem desvantagens e desejada pela maioria dos envolvidos, parecendo desenvolver um

---

[2] Comportamentos contabilizados a partir da revisão cuidadosa dos registos em vídeo, feita por nós em trabalho individual de gabinete, com base nas referidas grelhas que apresentamos em anexo, onde constam os comportamentos aqui destacados como mais frequentes.

bom sentimento de partilha, facilitar o envolvimento e mestria dos pais (referido e avaliado pelos profissionais da UCIN) e libertar os profissionais para um envolvimento com os pais. O que nos levou a concluir pela pertinência dos métodos, tendo-se revelando a necessidade de prosseguir com estudos longitudinais para avaliar os efeitos da intervenção a médio e longo prazo.

Queremos ainda referir que a intervenção[3] teve um efeito imediato na unidade onde foi aplicada. Este traduziu-se no impacto ao nível das práticas de rotina da UCIN, da MBB, passando o MC a ser utilizado de forma mais sistemática junto dos prematuros de baixo peso, o que se tem prolongado no tempo até ao presente momento (cerca de 7 anos). Para além deste facto, a mesma unidade elaborou um protocolo de actuação MC, que permite definir uniformemente as condições da sua aplicação (hora do dia, duração, pessoas envolvidas, etc.).

Esta receptividade encoraja-nos ao aprofundamento da investigação, no sentido de testar outras metodologias neste âmbito, as quais possibilitem actuar ao nível do fortalecimento da relação pais-filho prematuro que promova a qualidade da vinculação.

---

[3] Gostaríamos também de referir que a nossa integração na unidade, a qual permitiu a concretização do estudo, também contemplou outras actividades igualmente importantes nas actuações de incentivo e reforço do envolvimento parental, de que é exemplo o **Guia de Instruções para Pais com Bebés na Unidade de Cuidados Intensivos Neonatais (UCIN) da Maternidade Bissaya Barreto (MBB)** (cf. anexo).

CONCLUSÃO

Em suma, o MC é uma sequência de intervenções que apresentam alguma semelhança à actuação maternal da bolsa do mamífero marsupial, o canguru da Austrália. Quer dizer, o infante nascido antes do tempo de gestação concluído vai completá-lo numa bolsa formada junto ao peito materno pela própria pele da mãe e as roupas que ela veste; ali o infante fica em contacto com a pele materna, com o seio, podendo mamar ou sugar quando quiser, aquecendo-se com o seu calor, embalando-se ouvindo o batimento cardíaco e a voz materna e cheirando-a. Foi esta a argumentação apresentada para a vantagem do uso deste método quando no *Hospital San Juan de Dios*, em Bogotá / Colômbia, os pediatras Edgar Rey e Hector Martinez o desenvolveram como solução face à falta de incubadoras.

Certamente os profissionais foram assaltados pela consternação e dúvidas relativamente aos aspectos clínicos e éticos aí envolvidos. O mesmo aconteceu com profissionais da saúde que após análise, investigação do ocorrido e experimentação delineiam uma forma de actuação adequada e benéfica nos países industrializados, que aceitam a utilização deste método de forma alterada, não a temperatura do adulto ininterrupta para manter a temperatura corporal do bebé, mas o contacto pele-a-pele associado ao cuidado moderno e intensivo, que deverá ser proporcionado pela mãe e pelo pai (sempre que possível de forma alternada).

De forma a validar esta intervenção pode-se responder à questão: *Para que serve?*

Face ao que se afirma serem muitos os benefícios ligados a este método, tanto ao nível fisiológico como no afectivo.

Estudos fisiológicos revelam que a posição elevada do infante proporciona menor pressão sub-diafragmática melhorando a função do diafragma e pulmões, melhorando a oxigenação pela facilitação da ventilação/ *ratio perfusão*, sendo a respiração e actividade melhoradas verifica-se uma maior estabilidade autonómica e redução da agitação e movimentos bruscos, permitindo uma desejada aquiescência da actividade motora.

Alguns investigadores ao analisarem a dor nos procedimentos da enfermagem de rotina verificaram diminuição destes sinais, tais como redução significativa do choro e da sua intensidade, menos respostas avaliadas por determinadas expressões faciais e flexão dos membros inferiores.

Relativamente aos estados do infante, que vão do sono profundo ao choro, deseja-se que exista maximização do sono calmo e diminuição do sono activo[1], o que o C mostra facilitar, assim como a referida redução significativa do choro e ocorrência de curtos estados de alerta[2].

Na auto-regulação necessária ao bebé para readquirir a estabilidade aquando da reacção a mudanças somáticas e ambientais através do auto-consolo, o C favorece-a por o conduzir ao relaxamento e adormecimento não sendo necessário o referido consolo e, se necessário, a sucção e amamentação materna são recursos sempre possíveis.

Quanto às mães, não só se verifica um aumento de lactação como a verbalização de maior satisfação e o lidar com o significado, mestria e auto-estima que se revelam funcionais, enquanto que outras mães não sujeitas a este contacto revelam maior preocupação com as causas do parto, estão hesitantes sobre a alta e abandonam a lactação com maior frequência.

Pode dizer-se ainda que o MC faz face ao desejo geral dos pais de pegarem no seu filho o mais cedo possível e, devido à ocorrência usual de maior proximidade da mãe e envolvência neste tipo de intervenção, autores referem que as mães expressam o desejo de que o seu parceiro tenha esta experiência de contacto com o bebé. Remate-se que, de acordo com alguns estudos, o método permite uma diminuição do stresse materno.

Quanto aos pais (homens) respondem ao MC com prazer e prontidão, apresentando comportamentos paternais semelhantes aos apresentados por pais em relação a infantes de fraldas em situações

---

[1] Relacionado com os estímulos inapropriados da UCIN
[2] Com contemplação do progenitor por tempo excepcional.

de bebés de termo, esta intervenção parece facilitar a atenção paternal, tanto quanto a maternal, oferecendo oportunidades de interacção com o prematuro em simultâneo com o responder ao referido desejo de pegar no filho.

Apresentámos características que evidenciam as vantagens e pertinência da intervenção MC; as observações fornecem dados empíricos de que este é seguro e apresenta muitas vantagens para as mães e para o infante e acrescente-se também para o pai. Especificamente referimos estudos, desde a década de 80 até ao presente, que concluem que o MC produz pouca variação nos aspectos fisiológicos dos prematuros, não induz à hipotermia e a sua produção de calor assemelha-se à da incubadora, até favorece a estabilidade do O_2 e do nível cardíaco quando o período de contacto é longo (igual ou superior a 30 minutos). O pegar no infante provoca a sensação de preenchimento e o contacto pele-a-pele induz ao agradável tocar e acariciar o infante por todo o corpo. Ocorre uma pequena massagem materna que funciona como uma estimulação com repercussões ao nível dum maior aumento de peso e consequente desenvolvimento (segundo estudo de Wong, 1989) e, sendo personalizada, permite a reorganização progressiva do Sistema Nervoso Central (SNC) com novas sinapses que se vão construindo e justificando no cérebro. Aspectos que também são facilitados pela estimulação dos outros sentidos que este contacto faculta, como ouvir a voz dos pais e batimento cardíaco, cheirar o odor dos pais, saborear a pele dos pais (mamilos, dedos e zonas inespecíficas da pele com que contacta) e o leite da mãe e ver os vultos dos pais com a suas expressões particulares.

Como dizemos aos pais: Desta forma pretende-se tornar mais fácil a aproximação ao Vosso filho, num contacto que o internamento na UCIN dificulta, preocupa e acarreta insatisfação. Torna-se assim possível que o vosso filho sinta o calor do vosso corpo, conheça o vosso cheiro e ouça a vossa voz e batimento cardíaco; aspectos que certamente o acalmarão, podendo ajudar numa recuperação e desenvolvimento mais rápido. Consequentemente, ele poderá passar pelo processo de internamento com maior segurança, por vos sentir tão perto, e estar em condições de ir para casa mais cedo. Por outro lado espera-se que vós, Pais, experimenteis maior bem-estar e satisfação com este contacto que irá ser percebido pelo vosso bebé ao aumentar a vossa autoconfiança, avaliando assim estar a contribuir para diminuir uma dor e aumentar os momentos de satisfação na relação pais-filho.

Poderemos ainda dizer que o MC permite uma personalização dos cuidados do bebé prematuro:

a) os pais cuidam do próprio filho: para cada casal o filho é único, a atenção é "total" e o interesse realmente afectivo; para cada criança os pais são únicos (já há um precedente de relação com aquela mulher específica: o seu cheiro, o seu batimento cardíaco, o seu tom de voz; com o pai esta relação também pode preexistir), a calma que isso proporciona, a segurança, bem-estar, satisfação, o desenrolar de um processo de desenvolvimento pessoal cognitivo-afectivo e de relação;
b) cada infante tem um nome próprio, um ritmo biológico específico, necessidades particulares de auto-regulação que poderão ser satisfeitas mediante uma atenção e conhecimento intenso, permitindo assim a organização do infante, desejável para um desenvolvimento saudável.

Podem-se avaliar os sentimentos positivos dos pais na intervenção com MC, tais como a esperança e bons pensamentos sobre o desenvolvimento do RN, desejo de cuidar do seu bebé, autoconfiança para cuidar do seu bebé, percepcionar os acontecimentos da prematuridade como não sendo um fracasso pessoal, expressar satisfação ao referir-se ao RN.

Os infantes a serem envolvidos parecem compor um leque bastante alargado dentro do grupo de prematuros, tornando-se aliciante percepcionar que o MC pode ser usufruído pela maioria destas crianças e em geral desde muito cedo após o seu nascimento.

Sumariando com base em dados de estudos muito recentes, adaptados à realidade de cada maternidade, consideram-se como critérios de adequação ao MC, na nossa realidade, os seguintes aspectos:

• bebé prematuro (idade gestacional igual ou inferior a 37 semanas);
• ter sido admitido na UCIN após nascimento e necessitar de apoio tecnológico; para ter estabilidade cardiovascular ou respiratória;

Conclusão

103

- não ter ventilação mecânica aquando do início do MC;
- não ter sintomas de sepsia;
- apresentar estabilidade cardio-respiratória;
- apresentar estabilidade física para o MC num mínimo de 30 minutos por cada encontro;
- doses de medicação devem estar estáveis;
- estar numa incubadora;
- haver acordo parental.

A intervenção pode iniciar-se logo nos primeiros dias de internamento desde que o infante se apresente estável, i. é., não necessite de ventilação nem oxigénio (ou muito pontualmente), não apresente bradicardias nem apneias e não tenha sintomas de sepsia. A estabilidade tem um *timing* próprio consoante a situação de cada bebé.

A concretização desta forma de contacto implica diversos passos práticos, sendo estes resumidamente os seguintes:

- Avaliação pela equipa médica de que o infante está em situação de estabilidade que lhe permite poder iniciar o canguru.
- Apresentação e proposta do cuidado canguru, feitas pelo enfermeiro responsável pela criança aos pais.
- Mediante aceitação dos pais, o enfermeiro responsável retira a criança da incubadora e coloca-a sobre o peito do progenitor em questão, que deverá estar confortavelmente sentado e recostado, em contacto directo com a pele, depois cobre as costas ao infante. Pais e infante, confortavelmente instalados num contacto, pele-a-pele, permanecerão 30 ou mais minutos nesta interacção. Após o tempo que os pais considerarem adequado à sua capacidade e estado físico (a temperatura da unidade, a situação emocional, etc. podem conduzir a uma resistência física dos pais mais precária), ou que os procedimentos clínicos determinarem (estabilidade do infante, necessidade de algum cuidado específico, etc.), o enfermeiro voltará a colocar o infante na incubadora. Considerando sempre que "Mais é melhor que menos!" e "Pouco é melhor que nada!", como referem Ludington-Hoe e Golant (1993).
- Após a sessão de canguru, é natural que o infante fique agitado com a transferência do peito do progenitor para a incubadora,

daí que seja aconselhável que os pais fiquem um pouco mais junto da criança. As suas palavras e carícias acalmá-lo-ão.

- Este contacto processar-se-á diariamente, se possível alternando entre o pai e a mãe, em sessões conciliadas com as tarefas médicas e de alimentação da UCIN e nas alturas mais sossegadas do dia para o infante dormir.

Ainda na intenção de reforçar a pertinência do C poderemos responder à questão: *O que acontece quando os pais e a criança não vivenciam o método canguru?*

Quanto ao infante:
- este não terá oportunidade de ter tantas experiências "significativas" num período crítico de construção neurofisiológica e afectiva;
- este passará pelo internamento com menos intensidade e quantidade na relação de vinculação com os pais (iniciada na gravidez) que é alterada pela necessidade de estar numa incubadora;
- este pode passar por mais tempo de contacto em procedimentos dolorosos do que em contacto de prazer e bem estar (proporcionados pela segurança que os pais transmitem) onde o ver, sentir, ouvir, cheirar e saborear estão em harmonia, a possibilitar um desenvolvimento desejável;
- este pode levar mais tempo ou ter maior dificuldade na estabilização das dimensões desenvolvimentais (autonomia fisiológica, actividade motora, estado adormecido/activo, atenção/interacção), consequentemente mais longo poderá ser o vir a atingir o desenvolvimento geral adequado à alta e a um bemestar desejável.

Quanto aos Pais:
- podem levar mais tempo a envolver-se nos cuidados do filho;
- podem revelar mais receios sobre as capacidades do filho;
- podem levar mais tempo no processo de conhecimento mútuo;
- pode ser mais complicada a percepção da sua importância como pais no seio de uma equipa altamente especializada, podendo dificultar a auto-avaliação de mestria e competência;

- não possibilita tantas e tão intensas situações de interacção que poderão veicular um maior número de vivências de prazer entre pais-filho;
- pode ser mais difícil verificar-se o desejo de ver o filho e de o levar para casa.

Em relação à situação portuguesa, de uma forma geral (face aos objectivos gerais), no que diz respeito ao estudo que efectuámos na MBB, podemos concluir:

1. Promover e ampliar o conhecimento dos métodos em foco, o MC, o VIG e o VHT.

A promoção e ampliação dos métodos em estudo surgem de forma bastante positiva, os quais têm vindo a acontecer através da sua apresentação em reuniões internas, alargadas e de âmbito nacional e internacional onde temos tido oportunidade de apresentar e especificar os referidos métodos, junto de profissionais de várias áreas, tais como: psicólogos, pediatras, neonatologistas, enfermeiros, assistentes sociais, trabalhadores de instituições de solidariedade social e outros profissionais de saúde. No entanto, temos os pais em geral em lacuna, urgindo promover reuniões de formação teórico--prática que nos permitam ter o *feedback* dos pais e dar-lhes a conhecer estes métodos como alternativas de acção e reflexão.

Esta perspectiva de estender e divulgar o debate a diversos profissionais e envolvidos vem ao encontro do que dizem Meisels e Shonkoff (1990) sobre a exigência da IP apresentar uma multidisciplinariedade não fragmentada. Multidisciplinariedade que, baseada no aprofundamento do funcionamento adaptativo e necessidades individuais do infante, implica delinear e implementar serviços de verdadeira integração do infante e suas famílias. Estes aspectos exigem uma reestruturação ao nível da organização e repensar burocrático do investimento e delinear de serviços de intervenção, a fim de se conseguir investir uma energia considerável e recursos para um processo de mudança a longo termo.

2. Promover o debate e a reflexão sobre a situação de prematuridade ao nível das relações e contacto humano, especialmente entre pais e bebé, e diversas formas de intervenção com especial relevo para os métodos aqui propostos.

Esta promoção confirma-se na forma como vai acontecendo através das sessões de formação e informação em que participámos e liderámos, promovidas pela UCIN e UIP, nos seminários que administrámos na UIP, acções de formação em diversas instituições nacionais e nas revisões de supervisão efectivadas na Holanda.

3. Criar um contexto de exploração de alternativas de intervenção e fomentar uma atitude crítica junto dos profissionais, pais e familiares que se tornem num motor de actuações cada vez mais eficientes e eficazes em termos da sensibilidade de cada ser humano aqui envolvido.

Contexto que se foi verificando nos trabalhos de investigação dos profissionais de saúde e estratégias em formação, que nos solicitaram apoio, formação e informação.

Ao nível dos pais e familiares ainda estamos numa realidade algo utópica quanto à sua participação no exigir e propor alternativas de intervenção; a relação família – instituição ainda se situa no facto de a família, de uma forma geral, acatar as decisões e medidas tomadas pelas instituições da saúde (as suas acções de contestação e de propostas alternativas verificam-se essencialmente face a acontecimentos dramáticos e trágicos; na fase de internamento a sua contestação ou crítica é feita em relação ao seu mal estar, desconfiança ou sentimento de impotência em relação à situação clínica do seu filho, lançados sobre qualquer profissional presente e promovendo o alívio pessoal e não enquanto estratégia de acção mais generalizada e eficaz) e de as instituições serem as responsáveis e os seus especialistas saberem o que é melhor para as crianças.

Idealmente proporíamos que várias estratégias, ao nível relacional e ambiental, fossem facultadas e debatidas com os pais a fim de estes poderem fazer uso delas (e.g. cuidados de higiene, massagem, VIG, grupos de pais, VHT, visitas domiciliares de saúde e apoio social, etc.).

4. Proporcionar informação teórica e prática que mobilize e facilite a prática dos métodos propostos.

Confirma-se através das situações atrás referidas, onde proporcionamos informação de base bibliográfica e directivas de aplicação prática, assim como disponibilização para a gerir, culminando no que a dissertação e este livro representam e prosseguindo com as possibilidades que estes irão ter de expansão no futuro.

5. Confirmar as suas vantagens, o seu acolhimento e receptividade transformando-o(s) numa necessidade que se traduza em procedimentos pedagógicos (especialmente o VIG e o VHT) e clínicos (especialmente o MC).

Da análise que o referido estudo protagoniza podemos dizer que se verificam benefícios evidentes. Não encontrámos inconvenientes ou situações contra-indicadas dentro dos critérios de elegibilidade considerados. O acolhimento e receptividade foram incondicionais junto dos pais, assim como dos profissionais. No entanto, só o MC se instalou como um procedimento assumido, como uma necessidade equivalente a qualquer exigência clínica, na medida em que esta é de aplicação fácil e acessível à organização e formação dos profissionais da UCIN. Por seu lado o VIG e o VHT implicam outra tecnicidade não proporcionada na formação e disponibilidade destes profissionais de saúde no contexto das nossas UCINs e serviços de neonatologia (ou equivalentes); estes métodos exigem uma formação específica que não está institucionalizada no nosso país e que nós pretendemos proporcionar num futuro muito próximo[3].

Como dizem Meisels e Shonkoff (1990) ao ser percebido que a qualidade do ambiente de cuidados influencia os efeitos dos riscos biológicos – e de riscos sócio-emocionais, nós acrescentamos: promove-se o desenvolvimento de estratégias de intervenção para modificarem o ambiente de uma forma mais facilitadora. É este o nosso intento mais geral, aquele que está em progressão constante e face ao qual não podemos baixar as mãos. Sabemos que podemos fazer sempre mais e mais, então temos uma responsabilidade de que não podemos, nem queremos, evadir-nos.

---

[3] O que está a ser presentemente alvo de significativos passos de concretização burocrática, dos quais poderá obter informações mais específicas junto da autora.

6. *Permitir aos pais a recuperação do seu papel parental, pro- movendo um envolvimento activo e efectivo e o ultrapassar dos sentimentos comummente associados à prematuridade (culpa, medo, ansiedade, abandono / dificuldade em tomar decisões, sofrimento / preocupação e impotência), com a reelaboração e reforço da representação mental no seu papel de pais.*

Aquando da avaliação percebemos que os pais com quem inter- vimos com o vídeo revelavam envolvimento activo e efectivo na forma de interacção revelada nas filmagens efectuadas, assim como na disposição e recepção para e no visionamento dos registos em vídeo. Os sentimentos que poderão estar associados à prematuridade, resultando na dificuldade em tomar para si o papel parental, parecem ter sido aliviados na medida em que estes pais assumiram funções parentais sem reservas na UCIN e no domicílio (pelo menos os que podemos observar nas filmagens efectuadas) e manifestando-se sem- pre ansiosos para o cuidar do filho, tomando iniciativas nesse sentido (e.g. oferecendo-se para cuidados mais elaborados na UCIN – higie- ne, alimentação, procedimentos clínicos acessíveis, etc.).

Em suma as competências parentais e dos infantes denunciam- se no sentido do referido por certos autores as quais nos (re)incentivam para uma efectividade das intervenções reguladoras da sua leitura, interpretação e responsividade adequada, reconhecen- do essas capacidades, mobilizando-as e reforçando-as por forma a que o desenvolvimento se processe de forma harmoniosa e que a relação pais-filho decorra num processo de enriquecimento e apren- dizagem mútuas. Contexto e constatação onde os métodos em estudo parecem ter um papel determinante e facilitador de um processo de interacção onde os pais lideram, com base nas directivas, ritmos e necessidades que vão aprendendo a 'ler' no seu filho.

COMENTÁRIO PESSOAL

No contexto de todo o exposto evidencia-se o MC como prática facilitadora, envolvente, enriquecedora na construção de afectos e desenvolvimento psicomotor, não só segura mas desejável, a promover com benefícios para todos directa e indirectamente envolvidos. Urge a sua prática como qualquer procedimento clínico em qualquer unidade que acolhe prematuros, é essa a nossa pretensão, intenção e mobilização com esta divulgação.

Dentro de muitas das intervenções protagonizadas junto desta população, dirigidas ao infante e pais, especialmente durante o internamento, o MC parece-nos reunir um significativo número de actuações e benefícios desejados e com uma receptividade tão satisfatória e envolvente, sem custos, com menos exigências para com os profissionais e repondo o papel parental de forma tão natural quanto possível no contexto em questão. Neste método reúnem-se actuações com estratégias de manipulação da estimulação ao nível dos 5 sentidos, evitando a hiper e hipo estimulação, em simultâneo com o contacto parental próximo, íntimo e afectivo; dá-se a ambos, pais e filho, 'o que é seu de direito' (o estar com o outro que dá segurança e amor); promovem-se experiências significativas para a arquitectura do cérebro, estruturam-se pais mais confiantes e destros no seu papel e afectos. Através de uma actuação tão simples, acessível, reconfortante e aliviante de stresse e agitação da unidade de cuidados intensivos neonatais alcançam-se tantas actuações que de outra forma requereriam estratégias de sofisticação e de custos económicos mais elevados, para obter resultados possivelmente não tão benéficos.

Não conseguimos evitar um estremecer de satisfação e bem-estar face ao presenciar de uma mãe e/ou um pai e filho neste contacto, toda a envolvência e intensidade de afectos e de preenchimento que trespassa o nosso olhar e emoções; assim como não conseguimos deixar de sentir um estremecer de frio quando percebemos que muitas mães e pais não têm possibilidade de usufruírem deste contacto, somos tentados a dizer que por vezes este lhes é negado pela ausência de alternativa disponível, pois defendemos e gostaríamos que se tornasse um início ou princípio de base e não um fim a conquistar que tem de ser arduamente fundamentado para se justificar e efectivar.

BIBLIOGRAFIA

AFFONSO, D.; BOSQUE, E.; WAHLBERG, V.; BRADY, J.P.(1993). Reconciliation and healing for mothers through skin-to-skin contact provided in America tertiary level intensive care nursery. *Neonatal Network.*Vol.12, Nº3:25-32.

ALS, H. (1992). Individualized, Family-Focused Developmental Care for the Very Low-Birthweight Preterm Infant in the NICU. *In* S. Friedman & M. Sigman (Eds), *The Psychological Development of Low Birthweigt Children* (cap. 15).. Boston: Advances in Applied Developmental Psychology – 6.

ANDERSON, G.C.; MARKS, E.A.; WAHLBERG, V.(1986). Kangaroo Care for Premature Infants. *American Journal of Nursing.* Vol.86, pp 807-9.

ANDERSON, G.C. (1989). Pele com Pele: Técnica do Cangurú na Europa Ocidental. *Servir.* Vol.37, Nº6: 316-320.

ANDERSON, G.C. (1996). Kangaroo Care Videotape. *Neonatal Network.* Vol.15, Nº 4: 70.

AREIAS, M.D; BOTELHO, T.M. (1992). Estudo Comparativo: Prematuridade e Ansiedade. *Análise Psicológica.* 2 (X): 235-240.

BALDE, P. (1998). Entretien avec Dr. Pierre Balde, pediatre. La Methode Kangourou (entrevisté pour Anne-Claire Delval-Motro). *Revue de L'Infirmière.* (35):29.

BARR, R.G.; CHEN, S; HOPKINS, B.; WESTRA, T. (1996). Crying Patterns in Preterm Infants. *Developmental Medicine and Child Neurology.* Nº38: 345-355.

BAUER, K.; UHRIG,C.; SPERLING,P.; PASEL,K.; WIELAND,C.; VERSMOLD, H.T.(1997). Body temperatures and oxygen consumptionduring skin-to-skin(kangaroo) care in stable preterm infants weighing less than 1500 grams. *The Journal of Pediatrics.* Vol.130, Nº2:240-44.

BIEMANS, H. (1993). Video Hometraining and Video Interaction Guidance: Progress Report as at MID. Utrecht: Publicações SPIN.

BRYMAN, A; CRAMER, D. (1992). *Análise de Dados em Ciências Sociais – Introdução às Técnicas Utilizando o SPSS.* Oeiras: Celta Editora.

CASSIDY, J; BERLIN, L.J. (1994). The Insecure/Ambivalent Pattern of Attachment: Theory and Research (Review). *Child Development.* 65: 971-991.

CHARPAK, N.; RUIZ-PELÁEZ,J.G.; FIGUEROA, D.C.; CHARPAK,Y. (1997). O método "canguru" em comparação com o método tradicional. *American Academy of Pediatrics.* Vol.5, Nº9:516-24.

CUSSON, R.M; LEE, A.L. (1994). Parental Interventions and the Development of the Preterm Infant. *JOGNN.* Vol.23 (1). p.60-68

DELVAL-MOTRO, A.C. (1998) La méthode Kangourou: un grand bond dans la prise en charge des prématurés. *Revue de L'Infirmière.* Nº35: 26-30.

Díaz-Rosselo, J. (1996). Caring for the Mother and Preterm Infant Kangaroo Care Blackwell Science. *Inc. Birth* 23(2):108-111.

Eliens, M.; Rees, S.; Biemans, H. (1994). Babies in Hospital. A New, Video-Based Way of Helping Parents. A Preventive Pediatric Project, *Video Interactie Beleiding-Babiees en Jonge Kinderen*. Amsterdam: SPIN, Lichaamstaal - Geboorte Baby Communicatie, Geboortecentrum.

Enes, F.M.M. (1992). O Papel da Enfermagem na Relação precoce Pais/Recém-Nascido Prematuro. *Destaque Nursing*. Ano 5, Nº 56: 6-12.

Feliciano, F. (1995). *O Método de Intervenção Familiar Video-Hometraining, Aplicabilidade e Eficácia numa População Portuguesa*. Dissertação de Mestrado. Coimbra: Autor

Feliciano, F. (2002). *O método a relação pais-infante prematuro vivida através do método canguru utilizando o vídeo interaction guidance (VIG) na unidade de cuidados intensivos neonatais e o video hometraining (VHT) no domicílio*. Tese de Doutoramento em Psicologia Clínica. Braga: Autor.

Field, T. (1987). Interaction and Attachment in Normal and Atypical Infants. *Journal of consulting and Clinical Psychology,* 55(6):853-9.

Foreman, N.; Fielder, A.; Price, D.; Bowler, V. (1991). Tonic and Phasic Orientation in Full-Term and Preterm Infants. *Journal of Experimental Child Psychology*. 51:407-22.

Gewirtz,J.L.; Kurtines,W.M. (1991). *Intersections with Attachment*. New Jersey: Lawrence Erlbaum Associates, Inc., Publishers.

Gibbins, S.A.M. (1996). Holding on: parents' perceptions of premature infants' transfers, *Journal Obstetric Gynecology Neonatal Nursery*, **25** (2), 147-153.

Gomes-Pedro, J.C. (1992) *A Relação Mãe-Filho: Influência do Contacto Precoce no Comportamento da Díade*. Estudos Gerais, Série Universitária, 11-173; 221-251. Lisboa: Imprensa Nacional, Casa da Moeda.

Goodfriend, M.S. (1993). Treatment of Attachment Disorder of Infancy in a Neonatal Intensive Care Unit. *Pediatrics*. Vol. 91, Nº1: 139-142.

Harris, P.J. (1989). O Serviço Domiciliário a Crianças e seus Resultados. *Servir*. (Reimpresso da *American Journal of Nursing*). Vol.37 N.3:191-195.

Haut, C; Peddicord, K; O'brien, E. (1994). Supporting Parental Bonding in the NICU: A Care Plan for Nurses. *Neonatal Network*. Vol.13 (8). p.19-25.

Holditch-Davis, D.; Miles, M.S. (1997). Parenting the Prematurely Born Child. *Annual Review of Nursing Research*. Nº15: 3-34.

Holmes, J. (1993). *John Bowlby and Attachment Theory*. . London: The Makers of Modern Psychotherapy.

International Initiative. (1992) *Don´t Tell Them, Show Them*. Maastricht: Ed. International Initiative.

International Initiative. (1994/5). *Divulgação da I.I.*. Maastricht: Ed. International Initiative.

Koomen, H.M.Y.; Hoeksma, J.B. (1991). *Development of Early Mother-Child Interaction and Attachment*. (Thesis). Amsterdam: Autor.

Koops, W.; Hoeksma, J.B.; Boom, D.C. (1997). *Development of Interaction and Attachment: Traditional and Non – Traditional Approaches*. North Holland. Proceedings of the *colloquium* 'Mother-child interaction and attachment, old and new perspectives' Amsterdam, 16-19 May 1995, Amsterdam, Holland.

Bibliografia 113

LASBY, K; NEWTON, S; SHERRON, T; STAINTON, M.C; MCNEIL, D. (1994). Maternal Work in the NICU: a Case Study of an "NICU-Experienced" Mother. *Issues in a Comprehensive Pediatric Nursing*. 17: p.147-160.

LEEUW, R. (1990). Kangaroo Care in Neonatal Intensive Care Unit (*Internal Paper*). Amsterdam: University of Amsterdam.

LEEUW, R.; COLIN, E.M.; DUNNEBIER, E.A.; MIRMIRAN, M. (1991). Physiological Effects of Kangaroo Care in Very Small Preterm Infants, *Biology of the Neonate*. 59, 149-155.

LEGAULT, M.; GOULET, C. (1995). Comparison of Kangaroo and traditional methods of removing preterm infants from incubators, *Journal Obstetric Gynecology Neonatal Nursery-JOGNN*, 24 (6), 501-506.

LUDINGTON-HOE, S.M.; GOLANT, S.K. (1993). *Kangaroo Care - the best you can do to help your preterm infant*. New York: Bantam Books.

LUDINGTON-HOE, S.M.; SWINTH, J.Y. (1996). Developmental Aspects of Kangaroo Care, *Journal Obstetric Gynecology Neonatal Nursery-JOGNN CLINICAL ISSUES*, 25, 691-703.

MacCARTON, C.M.; WALLACE, I.F.; BENNETT, F.C. (1996). Early intervention for low-birth-weight premature infants: What can we achieve?. *Annals of Medicine*. Vol.8, Nº 3: 221-225.

MEISELS, S.J.; SHONKOFF, J.P. (ed.) (1990). *Handbook of Early Childhood Intervention*. EUA: Cambridge University Press.

MILES, M.S.; FUNK, S.G.; CARLSON, J. (1993). Parental stressor scale: Neonatal intensive care unit. *Nursing Research,* 42(3):148-52.

MILES, M.S; HOLDITCH-DAVIS, D. (1997). Parenting the prematurely born child: Pathways of influence. *Seminars in Perinatology*. Vol.21, (3):254-266.

MONTAGU, A. (1988). *Tocar: O Significado Humano da Pele*. S. Paulo: Summus Editoria.

NIC WAALS INSTITUTT. (1994). *Preventive and therapeutic work in families with infants and small children at risk*: *MARTE MEO Principles*. Apresentação no International Meeting of Video Hometraining in Israel, Oslo, Noruega.

PAIXÃO, R.A.; KEATING, M.I.; PERDIZ, C.D.; COELHO, A.S.; DIAS, C.A. (1988). Desordens da Relação Precoce, *Psiquiatria Clínica*, **9** (3), 147-159.

PEGON, M. (1985). L'enfant prématuré, ses premières communications. *Soins Gyn.-Obs.-Puér.-Péd. Nº49/50:55-60.*

PIANTA, R.C. (1990). *Metodologia da investigação científica*. Porto: Edições Jornal de Psicologia.

PICKLER, R.H.; HIGGINS, K.E.; CRUMMETTE, B.D. (1993). The effect of nonnutritive sucking of bottle-feeding stress in preterm infants. *Journal Obstetric Gynecology Neonatal Nursery*, 22 (3), 230-234.

PICKLER, R.H.; FRANKEL, H.B.; WALSH, K.M.; THOMPSON, N.M. (1996). Effects of nonnutritive sucking on behavioral organization and feeding performance in preterm infants. *Nursing Research*. 45(3):132-5.

PIMENTEL, J.VZ.S. (1997). *Um bebé diferente – da individualidade da interacção à especificidade da intervenção*. Lisboa: Secretariado Nacional Para a Reabilitação e Integração das Pessoas com Deficiência.

REBELO, M.F.M; RAMOS, T.F. (1988). Pais como primeiros prestadores de cuidados a um recém-nascido de pré-termo. *Enfermagem*. Ano IV, Nºs 2/3: 24-28.

RELIER, J.P. (1998). Entretien avec le professeur jean-pierre relier, pediatre: La methode kangourou, (entrevisté pour Anne-Claire Delval-Motro). *Revue de L'Infirmière,* (35): 30.

114 *Método Canguru*

Sims, C.I. (1988). Kangaroo care. *Mothering,* Fall 1988, pp 64-70.

Singer, C. (1998). Prematuré: Une musique dans sa couveuse.

Spin (1990). The power to change lies within the families. *International Seminar for Innovative Institutions.* 10-19 October.

Standley, J.M.; Moore, R.S. (1995). Therapeutic effects of music and mother's voice on premature infants. *Pediatric Nursing,* 21(6):509-12.

Stevens, B.J.; Johnston, C.C.; Horton, L. (1994). Factors that influence the behavioral pain responses of premature infants. *Pain,* 59:101-9.

Symon, A.; Cunningham, S. (1995). Handling premature neonates: A study using time-lapse video. *Neonatal Care.* 91(17), 35-37.

Wahlberg, V. (1986) *The human incubator – kangaroo method.* Sweden: Ed. Autor.

Weiner, A.; Kuppermintz, H.; Guttmann, D. (1994). *Video home training: The ORION project, a short-term preventive and treatment intervention for families with young children*; Apresentação no International Meeting of Video Hometraining in Israel, Israel.

Whitelaw, A. (1985). Skin-to-skin contact in the care of very low birth weight babies. *Paediatrics.* Vol.8,N°8:229-31.

Whitelaw, A. (1990). Crianza tipo canguro: Solamente una bonita experiencia o uno avance importante para los recién nacidos prétermino?. *Pediatrics (ed. Española).* Vol.29, N°4:171-2.

Wong, D. (1989). Técnicas simples para acalmar crianças com baixo peso à nascença. *Servir.* (reimpresso do *American Journal of Nursing,* Vol.88, N°9). Vol.37. N°3. p.183.

ANEXOS

CARACTERÍSTICAS DE ORIENTAÇÃO E INTERACÇÃO POSITIVA

No contexto desta investigação, dirigida a uma população de infantes prematuros, dos 0 aos 3 meses após alta, só o primeiro ponto da grelha de análise das características de orientação e interacção positiva tem sentido, por se aplicar dos 0 aos 6ª, o qual foi por nós aqui readaptado para a situação especifica destes infantes.

Iniciativa & Recepção (0-6 anos de idade)

• **Estar Atento**	1. ***Virar para o outro*** – para os Pais significa o rodar de cabeça e/ou do corpo em geral na direcção do bebé; para o Bebé significa o mexer a cabeça em resposta a alguma iniciativa ou que denote a tentativa de procura de contacto.
	2. ***Olhar para o outro*** – para os Pais significa seguir com a cabeça a actividade do bebé (mesmo que seja aquiescido) procurando, sempre que possível fazer contacto ocular; para o Bebé significa abrir os olhos como que procurando iniciar um contacto ou acusar a recepção de iniciativa parental, podendo verificar-se ou não (consoante a posição da cabeça do bebé) contacto ocular.
	3. ***Entoação afável*** – para os Pais significa uma avaliação de um tom de voz ou vocalização a um nível adequado ao estado do bebé (acordado, a dormir, choroso, dorido) que lhe permita ouvir como algo agradável, não perturbante (porque muito alto) ou imperceptível.
	4. ***Expressão de rosto agradável*** – para os Pais significa um rosto sorridente ou sereno (contrastando com o rosto tenso

	e de expressão "carregada"); para o Bebé significa um rosto sereno (sem trejeitos de dor ou esforço) ou um "sorriso" (por mais discutível que seja esta leitura um facto é que esta expressão nunca aparece associada a mal-estar, dor ou insatisfação do bebé, logo podemos apelidá-la de manifestação de satisfação), ou o acto de sucção (que expressa prazer e bem estar no bebé).
	5. **Postura agradável** – para os Pais significa posições corporais que indicam conforto (descontracção e relaxamento, as quais são um pouco difíceis no Canguru visto as condições materiais – cadeiras pouco confortáveis – não o possibilitarem em grande escala como na Holanda onde as "espreguiçadeiras" proporcionam até o adormecimento dos próprios pais) e posições de aproximação ao bebé; para o Bebé significa o estar numa posição relaxada e descontraída, o bocejar em sinal de sonolência, o adormecimento até ao sono profundo (ocorrendo normalmente após 15 ou mais minutos de canguru, pontualmente pode acontecer que um bebé que inicie canguru já num estado de sono profundo, possa manter esse estado desde o início, como aconteceu com alguns casos do presente estudo) e o espreguiçar exprimindo um saboroso acordar.
• **Harmonizar-se com o outro**	6. **Dizer sim e repetir** – para os Pais significa comportamentos de aprovação como o acenar de cabeça e/ou verbalização do "Sim!", "Está Bem!" ou equivalente (aqui pode incluir o chamar pelo nome, uso de frase em que nomeia um acontecimento do bebé aprovando e o perguntar se está bem em situações em que tudo indica esse bem estar), ainda a repetição do que o bebé disse ou fez (nesta população reporta-se mais a repetição de som ou expressão do bebé).
	7. **Nomear** – para os Pais significa a verbalização que estes fazem da actividade do bebé enquanto decorre ("Está a bocejar com soninho!" ou "Queres virar a tua cabeça para outro lado!"), ou da sua própria actividade que implique algo que faz ao bebé (ex. "Agora a mamã compõe estes fios para a – nome do bebé ou designação carinhosa

particular – ficar mais confortável!", ou "A mamã ajuda-te a virares a cabeça para o outro lado!").

8. ***Baixar ou fechar os olhos*** – para o Bebé significa que este baixa os olhos em sinal de receber uma iniciativa calmante e/ou como término de pequeno ritual de contacto[1], ou então fecha-os em assentimento, descontracção e fechando aquele ritual de contacto.

9. ***Movimento de mão*** – para os Pais significa o acariciar, massajar, compor, ajeitar, embalar, etc. em sinal de descontrair e relaxar o bebé; para o Bebé significa movimentar a mão abrindo-a, deslocando-a, esticando os dedos, encostá-la ao rosto, dobrar os dedos, fechar a mão, etc. em sinal de relaxamento ou comunicando que está a ser incomodado. Aqui não incluímos o pé visto ser difícil perceber os movimentos destes.

10. ***Movimento do corpo*** – para o Bebé significa mexer-se para reajustar a sua posição.

11. ***Movimento do rosto*** – para o Bebé significa comportamentos de soluçar, espirrar, franzir o sobrolho, etc. que proporcionam uma interacção positiva com os pais.

12. ***Sons*** – para o Bebé significa som de agrado e também o choramingar apelando ao reconfortar.

---

[1] Ritual de contacto é uma noção presente no VHT e considerada parte de todo o contacto positivo. Esta é divulgada por Schepers (1994 – especialista holandês que procurou teorizar sobre esta metodologia) dissecando o ritual em 3 partes:

Iniciar – implica a tomada de iniciativa que convida à participação na interacção (ou, no caso destes bebés, expressa a disposição e atenção para essa interacção respeitando os seus ritmos, o que pode significar que o bebé possa ficar 'inactivo'; no nosso entender isto não significa que esta interacção não ocorreu mas que esta possibilitou ou facilitou a sua 'inactividade'

Manter – implica o comportamento que permite que o outro mantenha a interacção (contacto ocular, postura dirigida para a actividade do outro, expressão de atenção, etc.).

Terminar – sinais não-verbais e verbais que indicam o fim daquele contacto (ex. baixar os olhos, desviar o olhar, dizer "Está bem!", "Certo!" ou "O.K.!", etc.)

Anotações importantes para a compreensão da análise efectuada do vídeos, com base na grelha de Características e Interacção Positiva:

1. Face ao referido "Ritual de Contacto" as anotações de acontecimentos de interacção representam uma iniciativa e a resposta a essa iniciativa, no entanto, na maioria das vezes, a resposta torna-se na iniciativa do outro, o término da interacção transforma-se no início da outra.

2. Os comportamentos 10 e 11 são comportamentos referentes ao infante de lidar com o desconforto. Os comportamentos 9 e 12 são comportamentos que em relação ao infante apresentam as duas vertentes ou a de conforto ou a de forma de lidar com o desconforto. Os comportamentos dirigidos aos pais são sempre de índole positiva, como é previsto pelos critérios e princípios do método.

3. Na análise do vídeo para o seu tratamento estatístico não foi possível assegurar a objectividade referida nalguma literatura, conseguida pelo visionamento/observação por outros profissionais que não nós, no entanto julgamos ter alcançado uma objectividade desejável pelo nosso profissionalismo e pela supervisão efectivada junto da especialista holandesa, Susan Anneveldt.

Características de Orientação e Interacção Positiva

1 - INICIATIVA & RECEPÇÃO (idade 0-6)	**Estar Atento**	*virar para o outro *olhar para o outro *entoação afável *expressão de rosto agradável *postura agradável
	Harmonizar a Si Mesmo	*participação(e.g.elaborar respostas) *dizer sim e repetir *nomear *cabeça em assentimento de recepeção
2 - INTERACÇÃO (idade: 6+)	**Formar um Grupo** (dar orientação)	*envolvimento num grupo *olhando à volta *acusando recepção
	Repartir Vez	*dar e receber vez *partilhar vez
	Cooperação	*juntar-se à transacção *ajudando um ao outro
3 - DISCUSSÃO (idade: 12+)	**Formar Opiniões**	*dar *receber *trocar *investigar opiniões
	Fornecer Conteúdo	*mencionar *desenvolver *discussão plena dos assuntos
	Tomar Decisões	*propor *aceitar *reformular acordos
4 - RESOLUÇÃO DE CONFLITOS (idade: 12+)	**Nomear Contradições**	*investigar intenções
	Restaurar Conta:to	*voltar a 1-2-3
	Efectuar Transacções	*estabelecer pontos de vista *reclamar com fundamento

ESCALA DE AUTO-ESTIMA MATERNA

D.N. do Bebé: __ / __ / __ **D. de Preenchimento:** __ / __ / __ **Proc. Nº** _____ __ / __

Relativamente a cada uma das frases assinale com um círculo o nº correspondente ao que se passa consigo, de acordo com o facto de a situação referida ocorrer __sempre__, __quase sempre__, __algumas vezes__, __quase nunca__ e __nunca__

	Completa mente falso	Quase sempre falso	Às vezes falso outras verdadeiro	Quase sempre verdadeiro	Completa mente verdadeiro
A1 – Vai ser bom tratar do meu bebé	1	2	3	4	5
C2 – O meu bebé é muito frágil e estou preocupada se saberei tratar dele	5	4	3	2	1
A3 – Acho que não vou ser capaz de dar ao meu bebé os carinhos e cuidados que ele precisa	5	4	3	2	1
D4 – Tenho a certeza que terei uma óptima relação com o meu bebé	1	2	3	4	5
B5 – Acho que não vou ser capaz de ensinar coisas novas ao meu bebé	5	4	3	2	1
A6 – Vou-me sentir muito incomodada se o meu bebé não parar de chorar	5	4	3	2	1
C7 – Fiquei contente quando vi o meu bebé pela 1ª vez	1	2	3	4	5
C8 – Tenho muitas dúvidas sobre se o meu bebé se vai desenvolver normalmente	5	4	3	2	1
A9 – Sinto que vou ser capaz de tratar bem do meu bebé	1	2	3	4	5
A10– Penso muitas vezes que tratar do meu bebé vai ser um peso para mim	5	4	3	2	1
E11 – Fiquei extremamente satisfeita quando soube que estava grávida	1	2	3	4	5
B12 – Estou cheia de vontade de levar o meu bebé para casa	1	2	3	4	5
D13 – É óptimo pensar que vou pegar e dar mimos ao meu bebé	1	2	3	4	5
E14 – Quando soube que estava grávida tive sentimentos contraditórios por ir ter um bebé	5	4	3	2	1
B15 – Sinto-me emocionalmente preparada para tratar bem do meu bebé	1	2	3	4	5
C16 – Fiquei desapontada quando vi o meu bebé pela primeira vez	5	4	3	2	1
E17 – Acho que durante a gravidez fiz qualquer coisa que fez mal ao meu bebé	5	4	3	2	1
A18 – Às vezes fico preocupada a pensar se serei capaz de perceber as necessidades do meu filho	5	4	3	2	1
D19 – Preciso de mais tempo para me habituar ao meu bebé	5	4	3	2	1

	Completamente falso	Quase sempre falso	Às vezes falso outras verdadeiro	Quase sempre verdadeiro	Completamente verdadeiro
C20 – À vezes fico preocupada a pensar se o meu bebé se desenvolverá normalmente	5	4	3	2	1
A21 – Acho que não vou ter muito jeito para acalmar o meu bebé	5	4	3	2	1
E22 – Tive muito cuidado comigo durante a gravidez	1	2	3	4	5
B23 – Estou entusiasmada com a ideia de ser responsável por tratar do meu bebé	1	2	3	4	5
A24 – Vou ter dificuldade em perceber o que o meu bebé quer	5	4	3	2	1
D25 – Penso que terei mais prazer com o meu bebé quando ele for mais crescido	5	4	3	2	1
A26 – Sinto que tenho muito amor para dar ao meu filho	1	2	3	4	5
C27 – Tenho a certeza que o meu bebé será forte e saudável	1	2	3	4	5
B28 – Estou assustada com as responsabilidades do dia a dia para tratar do meu bebé	5	4	3	2	1
E29 – Quando estava grávida tinha medo de vir a ter um bebé com problemas	5	4	3	2	1
E30 – Senti-me emocionalmente preparada para o nascimento do meu filho	1	2	3	4	5
B31 – Acho que vou ser capaz de ensinar ao meu bebé todas as coisas que ele terá de aprender	1	2	3	4	5
B32 – Tenho sentimentos contraditórios sobre o facto de ser mãe	5	4	3	2	1

(PIMENTEL, 1997)

OBSERVAÇÕES SIGNIFICATIVAS: _____

ESCALA DE ATITUDES E SENTIMENTOS MATERNOS

D.N. do Bebé: __ / __ / __ D. de Preenchimento: __ / __ / __ Proc. Nº _____ __ / ___

Relativamente a cada uma das frases assinale com um círculo o nº correspondente ao que se passa consigo, de acordo com o facto de a situação referida ocorrer ***sempre****,* ***quase sempre****,* ***algumas vezes****,* ***quase nunca*** *e* ***nunca***

	Discordo completamente	Discordo	Às vezes falso outras verdadeiro	Concordo	Concordo completamente
A1 – Quando o meu filho chora, nunca sei o que se passa com ele.	5	4	3	2	1
B2 – Por mais que me esforce, tenho dificuldades em tratar do meu filho.	5	4	3	2	1
C3 – Com o meu filho, não tenho um minuto de descanso.	5	4	3	2	1
E4 – Desde o parto fiquei muito mais nervosa.	5	4	3	2	1
D5 – Estou sempre com medo que possa acontecer alguma coisa com o meu filho.	5	4	3	2	1
E6 – Desde que o meu filho nasceu, sinto-me interiormente muito tensa.	5	4	3	2	1
B7 – Há dias em que me sinto à beira de esgotamento.	5	4	3	2	1
C8 – Não me importo de ter de orientar todo o meu dia em função do meu filho.	1	2	3	4	5
E9 – Por vezes a minha vontade era dormir e esquecer todos os problemas.	5	4	3	2	1
A10– Estou feliz porque já vi que o meu filho aprende coisas novas.	1	2	3	4	5
B11 – Às vezes perco a calma mesmo com pequenas coisas.	5	4	3	2	1
C12 – Nos primeiros tempos, a única coisa que se pode fazer com um bebé é dar-lhe de comer, mudar a fralda e deixá-lo em paz.	5	4	3	2	1
E13 – Nos últimos tempos choro mais vezes.	5	4	3	2	1
C14 – Nunca pensei que a vida com o meu filho fosse tão cansativa.	5	4	3	2	1
D15– Muitas vezes tenho dúvidas se faço tudo como deve ser pelo meu filho.	5	4	3	2	1

Método Canguru

	Discordo completamente	Discordo	Às vezes falso outras verdadeiro	Concordo	Concordo completamente
E16 – Sinto-me completamente sozinha com os meus problemas.	5	4	3	2	1
A17 – Sei muito bem como consolar o meu filho quando ele chora.	1	2	3	4	5
B18 – Quando o meu filho chora sem parar, eu fico tão tensa que só me apetece gritar e abaná-lo para ver se ele se cala.	5	4	3	2	1
E19 – Tenho a impressão que faço sempre qualquer coisa errada em relação ao meu filho.	5	4	3	2	1
E20 – Ninguém se lembra que eu também preciso de apoio.	5	4	3	2	1
B21 – Se o meu filho chora sem parar, eu só tenho vontade de chorar também.	5	4	3	2	1
C22 – Às vezes não suporto o meu filho.	5	4	3	2	1
D23 – Muitas vezes de noite levanto-me só para ver se o meu filho está a respirar.	5	4	3	2	1
E24 – Sinto-me exausta.	5	4	3	2	1
C25 – Gostava de passar uns dias sem o meu filho.	5	4	3	2	1
D26 – Às vezes penso que posso perder o meu filho	5	4	3	2	1
A27 – Às vezes sinto-me zangada com o meu filho.	5	4	3	2	1
B28 – É um alívio quando o meu filho está a dormir	5	4	3	2	1
C29 – Às vezes, ponho-me a pensar que era melhor não ter tido filho nenhum.	5	4	3	2	1
C30 – Às vezes não consigo dormir de noite, a pensar no que pode acontecer ao meu filho.	5	4	3	2	1
B31– Aconteça o que acontecer nunca perco a calma com o meu filho.	1	2	3	4	5
C32 – Desde que o meu filho nasceu nunca mais pude fazer aquilo que me dá prazer.	5	4	3	2	1
D33 – Às vezes quando estou a tratar do meu filho, tenho medo de o magoar.	5	4	3	2	1
A34– Acho que o meu filho se sente bem comigo.	1	2	3	4	5
A35– Dá-me imenso prazer brincar com o meu filho	1	2	3	4	5
E36 – Não consigo deixar de pensar que no fundo não sou boa mãe.	5	4	3	2	1

(PIMENTEL, 1997)

OBSERVAÇÕES SIGNIFICATIVAS: _____

INVENTÁRIO DE PERCEPÇÕES MATERNAS

D.N. do Bebé: __ / __ / __   D. de Preenchimento: __ / __ / __   Proc. Nº _____ __ / ___

A

Relativamente a cada uma das questões assinale com uma cruz no quadrado que corresponda à frequência dos comportamentos do seu bebé, de acordo com o facto de ter observado que a situação referida ocorre (ou de lhe ter sido dito pela equipa da UCIN) **muito ou quase sempre**, **algumas vezes**, **pouco ou quase nunca**, *e referindo na coluna dos **comentários** como pode avaliar este comportamento ou qualquer outra informação que considere importante no conhecimento que tem do seu filho.*

	Muito Quase sempre	Assim/ Assim	Pouco Quase nunca	Comentários *(observou, disseram-lhe ou ainda não sabe)*
1. Acha que o seu bebé chora				
2. Acha que o seu bebé é difícil de acalmar				
3. Acha que o seu bebé consegue acalmar-se sozinho				
4. Acha que o seu bebé tem dificuldades com a alimentação (mamar/tomar biberão/outra)				
5. Acha que o seu bebé bolsa ou vomita				
6. Acha que o seu bebé tem dificuldades com os intestinos				
7. Acha que o seu bebé tem dificuldades em adormecer				
8. Acha que o seu bebé tem dificuldades em dormir por períodos prolongados				
9. Acha que é difícil prever os ritmos de sono e alimentação do seu bebé				
10. Acha que o seu bebé consegue estar atento e alerta				
11. Acha que o seu bebé é activo				
12. Acha que o seu bebé é rabugento				

(PIMENTEL, 1997)

B

Relativamente às questões que se seguem procure responder o mais detalhadamente possível de acordo com a forma como se sente e age e o que espera do seu bebé e da sua relação com ele

* Destes comportamentos do seu bebé, há alguns que tornem difícil a sua relação com ele? (Comportamentos que a preocupam com o receio de não saber como fazer para lidar com o seu filho) Quais? Porquê?	
* Há outras características do seu bebé que tornem complicada a sua interacção? (ex. tamanho, cor, pele, olhar, etc.) Quais?	
* Como tem resolvido isso? (ex. pergunta aos profissionais, lê sobre o assunto, habitua-se, etc.)	
* O que tem sido mais agradável na interacção com ele? (O que dá mais prazer e que se torna mais fácil para si no contacto com o seu filho)	
* Quais são as suas principais preocupações neste momento? (Em relação aos aspectos da coluna em frente escreva se a sua preocupação é: – muita – pouca, – quase nada e porquê?)	– estado físico (características da cabeça, tronco e membros) – estado de saúde (infecções, intestinos, cor, coração, etc.) – estado emocional (triste, alegre, calmo, agitado, seguro, só, etc.) – seu desenvolvimento futuro (crescer, andar, falar, aprender, etc) – reacção que o marido ou companheiro tem tido (calmo, agitado, participativo, distante, pessimista, positivo, receptivo, rejeitando, etc.) – reacção de outros familiares significativos ((avós, irmãos, tios, etc.) – trabalho que já tem com o seu bebé (alimentação, higiene, etc.) – trabalho que vai ter com o seu bebé – quem vai tomar conta do seu bebé – despesas que vai ter – outras coisas(especifique)
* Outras informações significativas	– desenvolvimento físico e saúde – rotinas de sono e alimentação – programa de apoio em intervenção precoce – outras informações.

* Agora que já conhece melhor o seu bebé, diga se ele já adquiriu alguns destes comportamentos. Se ainda não os adquiriu, em que idade pensa que ele os vai conseguir realizar? Se já os adquiriu, o que tem notado de diferente desde a última vez que falámos?	– sorrir para as pessoas – começar a produzir sons diferentes do choro – imitar os sons que os adultos lhe fazem – dizer as primeiras palavras – segurar bem a cabeça quando está ao colo – agarrar os brinquedos – sentar-se no chão sem apoio – gatinhar – andar completamente sozinho – mostrar interesse pelas pessoas – distinguir pessoas conhecidas das que não conhece – brincar sozinho com os brinquedos.
* Como lhe parece o desenvolvimento do seu bebé relativamente aos outros?	– Na UCIN – Em geral
* Como pensa que vai ser o seu desenvolvimento daqui em diante?	– O que mais agrada – O que mais assusta

(PIMENTEL, 1997)

COMENTÁRIOS:

ESCALA DE BECK DE AUTO-AVALIAÇÃO DA DEPRESSÃO

D.N. do Bebé: __ / __ / __ **D. de Preenchimento:** __ / __ / __ **Proc. Nº** _____ __ / __

Isto é um questionário. É constituído por vários grupos de afirmações.
Em cada grupo escolha uma única afirmação.
A que melhor descreve a forma como se sente no momento actual.

INVENTÁRIO DEPRESSIVO

Não me sinto triste	....
Ando "neura" ou triste	....
Sinto-me "neura" ou triste todo o tempo e não consigo evitá-lo	....
Estou tão triste ou infeliz que esse estado se torna penoso para mim	....
Sinto-me tão triste ou infeliz que não consigo suportar mais este estado	....

Não estou demasiado pessimista nem me sinto desencorajada em relação ao futuro	....
Sinto-me com medo do futuro	....
Sinto que não tenho nada a esperar do que surja no futuro	....
Creio que nunca conseguirei resolver os meus problemas	....
Não tenho qualquer esperança no futuro e penso que a minha situação não pode melhorar	....

Não tenho a sensação de ter fracassado	....
Sinto que tive mais fracassos que a maioria das pessoas	....
Sinto que realizei muito pouca coisa que tivesse valor ou significado	....
Quando analiso a minha vida passada, tudo o que noto são uma quantidade de fracassos	....
Sinto-me completamente falhada como pessoa (mãe, mulher, filha)	....

Não me sinto descontente com nada em especial	....
Sinto-me aborrecida a maior parte do tempo	....
Não tenho satisfação com as coisas que me alegravam antigamente	....
Nunca mais consigo obter satisfação seja com o que for	....
Sinto-me descontente com tudo	....

Não me sinto culpada em nada em particular	....
Sinto, grande parte do tempo, que sou má ou que não tenho qualquer valor	....
Sinto-me bastante culpada	....
Agora, sinto permanentemente que sou má e não valho absolutamente nada	....
Considero que sou má e não valho absolutamente nada	....

Não sinto que esteja a ser vítima de algum castigo	....
Tenho o pressentimento que me pode acontecer alguma coisa de mal	....
Sinto que estou a ser castigada ou que em breve serei castigada	....
Sinto que mereço ser castigada	....
Quero ser castigada	....

Não me sinto descontente comigo	....
Estou desiludida comigo	....
Não gosto de mim	....
Estou bastante desgostosa comigo.	....
Odeio-me.	....

Não sinto que seja pior do que qualquer outra pessoa	....
Critico-me a mim mesma pelas minhas fraquezas ou erros	....
Culpo-me das minhas próprias faltas	....
Acuso-me por tudo de mal que acontece	....

Não tenho quaisquer ideias de fazer mal a mim mesma	....
Tenho ideias de pôr termo à vida, mas não sou capaz de as concretizar	....
Sinto que seria melhor morrer	....
Creio que seria melhor para a minha família se eu morresse	....
Tenho planos concretos sob a forma como hei-de pôr termo à vida	....
Matar-me-ia se tivesse oportunidade	....

Actualmente não choro mais do que o costume	....
Choro agora mais do que o que costumava	....
Actualmente passo o tempo a chorar e não consigo parar de fazê-lo	....
Costumava ser capaz de chorar, mas agora nem sequer consigo, mesmo quando tenho vontade	....

Não fico agora mais irritada do que ficava	....
Fico aborrecida ou irritada mais facilmente do que ficava	....
Sinto-me permanentemente irritada	....
Já não consigo ficar irritada por coisas que me irritavam anteriormente	....

Não perdi o interesse que tinha nas outras pessoas	....
Actualmente sinto menos interesse pelos outros do que costumava ter	....
Perdi quase todo o interesse pelas outras pessoas, sentindo pouca simpatia por elas	....
Perdi por completo o interesse pelas outras pessoas, não me importando absolutamente com nada a seu respeito	....

Sou capaz de tomar decisões tão bem como antigamente	....
Actualmente sinto-me menos segura de mim mesmo e procuro evitar tomar decisões	....
Não sou capaz de tomar decisões sem a ajuda de outras pessoas	....
Sinto-me completamente incapaz de tomar qualquer decisão	....

Não acho que tenho pior aspecto do que costumava	....
Estou aborrecida porque estou a parecer velha e pouco atraente	....
Sinto que se deram modificações permanentes na minha aparência que me tornaram pouco atraente	....
Sinto que sou feia ou que tenho um aspecto repulsivo	....

Sou capaz de trabalhar tão bem como antigamente	....
Agora preciso de um esforço maior do que dantes para começar a trabalhar	....
Não consigo trabalhar tão bem como de costume	
Tenho de despender um grande esforço para fazer seja o que for	
Sinto-me incapaz de realizar qualquer trabalho, por mais pequeno que seja	....

Consigo dormir tão bem como dantes	
Acordo mais cansada de manhã do que era habitual	....
Acordo cerca de 1-2 horas mais cedo do que é costume e custa-me voltar a adormecer	....
Acordo todos os dias mais cedo do que é costume e não durmo mais do que cinco horas	....

Não me sinto mais cansada do que o habitual	....
Fico cansada com mais facilidade do que antigamente	....
Fico cansada quando faço seja o que for	
Sinto-me tão cansada que sou incapaz de fazer o quer que seja	....

O meu apetite é o mesmo de sempre	....
O meu apetite não é tão bom como costumava ser	....
Actualmente o meu apetite está muito pior do que anteriormente	....
Perdi por completo todo o apetite que tinha	....

Não tenho perdido muito peso, se é que perdi algum, ultimamente	....
Perdi mais de 2,5 quilos de peso	....
Perdi mais de 5 quilos de peso	....
Perdi mais de 7,5 quilos de peso	....

A minha saúde não me preocupa mais do que o habitual	......
Sinto-me preocupada com dores e sofrimento, com má disposição de estômago ou prisão de ventre ou ainda outras sensações físicas desagradáveis	......
Estou tão preocupada com a maneira como me sinto ou com aquilo que sinto, que se me torna difícil pensar noutra coisa	......
Encontro-me totalmente preocupada pela maneira como me sinto	......
Não notei qualquer mudança recente no meu interesse pela vida sexual	......
Encontro-me menos interessada pela vida sexual do que costumava estar	......
Actualmente sinto-me muito menos interessada pela vida sexual	......
Perdi completamente o interesse que tinha pela vida sexual	......

(BECK e col., 1982)

COMENTÁRIOS:

ESCALA DE AUTO-ESTIMA PATERNA

D.N. do Bebé: __ / __ / __ **D. de Preenchimento:** __ / __ / __ **Proc. Nº** _____ __ / __

*Relativamente a cada uma das frases assinale com um círculo o nº correspondente ao que se passa consigo, de acordo com o facto de a situação referida ocorrer **sempre**, **quase sempre**, **algumas vezes**, **quase nunca** e **nunca***

	Completa mente falso	Quase sempre falso	Às vezes falso outras verdadeiro	Quase sempre verdadeiro	Completa mente verdadeiro
A1 – Vai ser bom tratar do meu bebé	1	2	3	4	5
C2 – O meu bebé é muito frágil e estou preocupada se saberei tratar dele	5	4	3	2	1
A3 – Acho que não vou ser capaz de dar ao meu bebé os carinhos e cuidados que ele precisa	5	4	3	2	1
D4 – Tenho a certeza que terei uma óptima relação com o meu bebé	1	2	3	4	5
B5 – Acho que não vou ser capaz de ensinar coisas novas ao meu bebé	5	4	3	2	1
A6 – Vou-me sentir muito incomodada se o meu bebé não parar de chorar	5	4	3	2	1
C7 – Fiquei contente quando vi o meu bebé pela 1ª vez	1	2	3	4	5
C8 – Tenho muitas dúvidas sobre se o meu bebé se vai desenvolver normalmente	5	4	3	2	1
A9 – Sinto que vou ser capaz de tratar bem do meu bebé	1	2	3	4	5
A10– Penso muitas vezes que tratar do meu bebé vai ser um peso para mim	5	4	3	2	1
E11 – Fiquei extremamente satisfeita quando soube que a minha companheira estava grávida	1	2	3	4	5
B12 – Estou cheia de vontade de levar o meu bebé para casa	1	2	3	4	5
D13 – É óptimo pensar que vou pegar e dar mimos ao meu bebé	1	2	3	4	5
E14 – Quando soube que a minha companheira estava grávida tive sentimentos contraditórios por irmos ter um bebé	5	4	3	2	1
B15 – Sinto-me emocionalmente preparada para tratar bem do meu bebé	1	2	3	4	5
C16 – Fiquei desapontado quando vi o meu bebé pela primeira vez	5	4	3	2	1
E17 – Acho que durante a gravidez fiz qualquer coisa que fez mal ao meu bebé	5	4	3	2	1
A18 – Às vezes fico preocupada a pensar se serei capaz de perceber as necessidades do meu filho	5	4	3	2	1
D19 – Preciso de mais tempo para me habituar ao meu bebé	5	4	3	2	1

136 *Método Canguru*

	Completa mente falso	Quase sempre falso	Às vezes falso outras verdadeiro	Quase sempre verdadeiro	Completa mente verdadeiro
C20 – À vezes fico preocupado a pensar se o meu bebé se desenvolverá normalmente	5	4	3	2	1
A21 – Acho que não vou ter muito jeito para acalmar o meu bebé	5	4	3	2	1
E22 – Tive muito cuidado com a minha companheira durante a gravidez	1	2	3	4	5
B23 – Estou entusiasmada com a ideia de ser responsável por tratar do meu bebé	1	2	3	4	5
A24 – Vou ter dificuldade em perceber o que o meu bebé quer	5	4	3	2	1
D25 – Penso que terei mais prazer com o meu bebé quando ele for mais crescido	5	4	3	2	1
A26 – Sinto que tenho muito amor para dar ao meu filho	1	2	3	4	5
C27 – Tenho a certeza que o meu bebé será forte e saudável	1	2	3	4	5
B28 – Estou assustada com as responsabilidades do dia a dia para tratar do meu bebé	5	4	3	2	1
E29 – Quando a minha companheira estava grávida tinha medo de virmos a ter um bebé com problemas	5	4	3	2	1
E30 – Senti-me emocionalmente preparada para o nascimento do meu filho	1	2	3	4	5
B31 – Acho que vou ser capaz de ensinar ao meu bebé todas as coisas que ele terá de aprender	1	2	3	4	5
B32 – Tenho sentimentos contraditórios sobre o facto de ser mãe	5	4	3	2	1

(PIMENTEL, 1997)

OBSERVAÇÕES SIGNIFICATIVAS: _____

ESCALA DE ATITUDES E SENTIMENTOS PATERNOS

D.N. do Bebé: __ / __ / __   D. de Preenchimento: __ / __ / __   Proc. Nº ____ __ / __

Relativamente a cada uma das frases assinale com um círculo o nº correspon-dente ao que se passa consigo, de acordo com o facto de a situação referida ocorrer ***sempre, quase sempre, algumas vezes, quase nunca*** *e* ***nunca***

	Discordo completamente	Discordo	Às vezes falso outras verdadeiro	Concordo	Concordo completamente
A1 – Quando o meu filho chora, nunca sei o que se passa com ele.	5	4	3	2	1
B2 – Por mais que me esforce, tenho dificuldades em tratar do meu filho.	5	4	3	2	1
C3 – Com o meu filho, não tenho um minuto de descanso.	5	4	3	2	1
E4 – Desde o nascimento fiquei muito mais nervoso.	5	4	3	2	1
D5 – Estou sempre com medo que possa acontecer alguma coisa com o meu filho.	5	4	3	2	1
E6 – Desde que o meu filho nasceu, sinto-me interiormente muito tenso.	5	4	3	2	1
B7 – Há dias em que me sinto à beira de esgotamento.	5	4	3	2	1
C8 – Não me importo de ter de orientar todo o meu dia em função do meu filho.	1	2	3	4	5
E9 – Por vezes a minha vontade era dormir e esquecer todos os problemas.	5	4	3	2	1
A10– Estou feliz porque já vi que o meu filho aprende coisas novas.	1	2	3	4	5
B11 – Às vezes perco a calma mesmo com pequenas coisas.	5	4	3	2	1
C12 – Nos primeiros tempos, a única coisa que se pode fazer com um bebé é dar-lhe de comer, mudar a fralda e deixá-lo em paz.	5	4	3	2	1
E13 – Nos últimos tempos choro mais vezes.	5	4	3	2	1
C14 – Nunca pensei que a vida com o meu filho fosse tão cansativa.	5	4	3	2	1
D15 – Muitas vezes tenho dúvidas se faço tudo como deve ser pelo meu filho.	5	4	3	2	1

Método Canguru

	Discordo completamente	Discordo	Às vezes falso outras verdadeiro	Concordo	Concordo completamente
E16 – Sinto-me completamente sozinho com os meus problemas.	5	4	3	2	1
A17 – Sei muito bem como consolar o meu filho quando ele chora.	1	2	3	4	5
B18 – Quando o meu filho chora sem parar, eu fico tão tenso que só me apetece gritar e abaná-lo para ver se ele se cala.	5	4	3	2	1
E19 – Tenho a impressão que faço sempre qualquer coisa errada em relação ao meu filho.	5	4	3	2	1
E20 – Ninguém se lembra que eu também preciso de apoio.	5	4	3	2	1
B21 – Se o meu filho chora sem parar, eu só tenho vontade de chorar também.	5	4	3	2	1
C22 – Às vezes não suporto o meu filho.	5	4	3	2	1
D23 – Muitas vezes de noite levanto-me só para ver se o meu filho está a respirar.	5	4	3	2	1
E24 – Sinto-me exausto.	5	4	3	2	1
C25 – Gostava de passar uns dias sem o meu filho.	5	4	3	2	1
D26 – Às vezes penso que posso perder o meu filho	5	4	3	2	1
A27 – Às vezes sinto-me zangado com o meu filho.	5	4	3	2	1
B28 – É um alívio quando o meu filho está a dormir	5	4	3	2	1
C29 – Às vezes, ponho-me a pensar que era melhor não ter tido filho nenhum.	5	4	3	2	1
C30 – Às vezes não consigo dormir de noite, a pensar no que pode acontecer ao meu filho.	5	4	3	2	1
B31– Aconteça o que acontecer nunca perco a calma com o meu filho.	1	2	3	4	5
C32 – Desde que o meu filho nasceu nunca mais pude fazer aquilo que me dá prazer.	5	4	3	2	1
D33 – Às vezes quando estou a tratar do meu filho, tenho medo de o magoar.	5	4	3	2	1
A34 – Acho que o meu filho se sente bem comigo.	1	2	3	4	5
A35 – Dá-me imenso prazer brincar com o meu filho	1	2	3	4	5
E36 – Não consigo deixar de pensar que no fundo não sou bom pai.	5	4	3	2	1

(PIMENTEL, 1997)

OBSERVAÇÕES SIGNIFICATIVAS: _____

INVENTÁRIO DE PERCEPÇÕES PATERNAS

D.N. do Bebé: __ / __ / __   D. de Preenchimento: __ / __ / __   Proc. Nº _____ __ / __

A

Relativamente a cada uma das questões assinale com uma cruz no quadrado que corresponda à frequência dos comportamentos do seu bebé, de acordo com o facto de ter observado que a situação referida ocorre (ou de lhe ter sido dito pela equipa da UCIN) **muito ou quase sempre**, **algumas vezes**, **pouco ou quase nunca**, *e referindo na coluna dos* **comentários** *como pode avaliar este comportamento ou qualquer outra informação que considere importante no conhecimento que tem do seu filho.*

	Muito Quase sempre	Assim/ Assim	Pouco Quase nunca	Comentários *(observou, disseram-lhe ou ainda não sabe)*
1. Acha que o seu bebé chora				
2. Acha que o seu bebé é difícil de acalmar				
3. Acha que o seu bebé consegue acalmar-se sozinho				
4. Acha que o seu bebé tem dificuldades com a alimentação (mamar/tomar biberão/outra)				
5. Acha que o seu bebé bolsa ou vomita				
6. Acha que o seu bebé tem dificuldades com os intestinos				
7. Acha que o seu bebé tem dificuldades em adormecer				
8. Acha que o seu bebé tem dificuldades em dormir por períodos prolongados				
9. Acha que é difícil prever os ritmos de sono e alimentação do seu bebé				
10. Acha que o seu bebé consegue estar atento e alerta				
11. Acha que o seu bebé é activo				
12. Acha que o seu bebé é rabugento				

(PIMENTEL, 1997)

B

Relativamente às questões que se seguem procure responder o mais detalhadamente possível de acordo com a forma como se sente e age e o que espera do seu bebé e da sua relação com ele

* Destes comportamentos do seu bebé, há alguns que tornem difícil a sua relação com ele? (Comportamentos que a preocupam com o receio de não saber como fazer para lidar com o seu filho) Quais? Porquê?	
* Há outras características do seu bebé que tornem complicada a sua interacção? (ex. tamanho, cor, pele, olhar, etc.) Quais?	
* Como tem resolvido isso? (ex. pergunta aos profissionais, lê sobre o assunto, habitua-se, etc.)	
* O que tem sido mais agradável na interacção com ele? (O que dá mais prazer e que se torna mais fácil para si no contacto com o seu filho)	
* Quais são as suas principais preocupações neste momento? (Em relação aos aspectos da coluna em frente escreva se a sua preocupação é: – muita – pouca, – quase nada e porquê?)	– estado físico (características da cabeça, tronco e membros) – estado de saúde (infecções, intestinos, cor, coração, etc.) – estado emocional (triste, alegre, calmo, agitado, seguro, só, etc.) – seu desenvolvimento futuro (crescer, andar, falar, aprender, etc) – reacção que o marido ou companheiro tem tido (calmo, agitado, participativo, distante, pessimista, positivo, receptivo, rejeitando, etc.) – reacção de outros familiares significativos ((avós, irmãos, tios, etc.) – trabalho que já tem com o seu bebé (alimentação, higiene, etc.) – trabalho que vai ter com o seu bebé – quem vai tomar conta do seu bebé – despesas que vai ter – outras coisas(especifique)
* Outras informações significativas	– desenvolvimento físico e saúde – rotinas de sono e alimentação – programa de apoio em intervenção precoce – outras informações.

Anexos

* Agora que já conhece melhor o seu bebé, diga se ele já adquiriu alguns destes comportamentos. Se ainda não os adquiriu, em que idade pensa que ele os vai conseguir realizar? Se já os adquiriu, o que tem notado de diferente desde a última vez que falámos?	– sorrir para as pessoas – começar a produzir sons diferentes do choro – imitar os sons que os adultos lhe fazem – dizer as primeiras palavras – segurar bem a cabeça quando está ao colo – agarrar os brinquedos – sentar-se no chão sem apoio – gatinhar – andar completamente sozinho – mostrar interesse pelas pessoas – distinguir pessoas conhecidas das que não conhece – brincar sozinho com os brinquedos.
* Como lhe parece o desenvolvimento do seu bebé relativamente aos outros?	– Na UCIN – Em geral
* Como pensa que vai ser o seu desenvolvimento daqui em diante?	– O que mais agrada – O que mais assusta

(PIMENTEL, 1997)

COMENTÁRIOS:

ESCALA DE BECK DE AUTO-AVALIAÇÃO DA DEPRESSÃO

D.N. do Bebé: __ / __ / __   D. de Preenchimento: __ / __ / __   Proc. Nº _____ __ / ___

Isto é um questionário. É constituído por vários grupos de afirmações.
Em cada grupo escolha uma única afirmação.
A que melhor descreve a forma como se sente no momento actual.

INVENTÁRIO DEPRESSIVO

Não me sinto triste	....
Ando "neura" ou triste	....
Sinto-me "neura" ou triste todo o tempo e não consigo evitá-lo	....
Estou tão triste ou infeliz que esse estado se torna penoso para mim	....
Sinto-me tão triste ou infeliz que não consigo suportar mais este estado	....

Não estou demasiado pessimista nem me sinto desencorajada em relação ao futuro	....
Sinto-me com medo do futuro	....
Sinto que não tenho nada a esperar do que surja no futuro	....
Creio que nunca conseguirei resolver os meus problemas	....
Não tenho qualquer esperança no futuro e penso que a minha situação não pode melhorar	....

Não tenho a sensação de ter fracassado	....
Sinto que tive mais fracassos que a maioria das pessoas	....
Sinto que realizei muito pouca coisa que tivesse valor ou significado	....
Quando analiso a minha vida passada, tudo o que noto são uma quantidade de fracassos	....
Sinto-me completamente falhada como pessoa (mãe, mulher, filha)	....

Não me sinto descontente com nada em especial	....
Sinto-me aborrecida a maior parte do tempo	....
Não tenho satisfação com as coisas que me alegravam antigamente	....
Nunca mais consigo obter satisfação seja com o que for	....
Sinto-me descontente com tudo	....

Não me sinto culpada em nada em particular	....
Sinto, grande parte do tempo, que sou má ou que não tenho qualquer valor	....
Sinto-me bastante culpada	....
Agora, sinto permanentemente que sou má e não valho absolutamente nada	....
Considero que sou má e não valho absolutamente nada	....

Não sinto que esteja a ser vítima de algum castigo	....
Tenho o pressentimento que me pode acontecer alguma coisa de mal	....
Sinto que estou a ser castigada ou que em breve serei castigada	....
Sinto que mereço ser castigada	....
Quero ser castigada	....

Não me sinto descontente comigo	....
Estou desiludida comigo	....
Não gosto de mim	....
Estou bastante desgostosa comigo.	....
Odeio-me.	....

Não sinto que seja pior do que qualquer outra pessoa	....
Critico-me a mim mesma pelas minhas fraquezas ou erros	....
Culpo-me das minhas próprias faltas	....
Acuso-me por tudo de mal que acontece	....

Não tenho quaisquer ideias de fazer mal a mim mesma	....
Tenho ideias de pôr termo à vida, mas não sou capaz de as concretizar	....
Sinto que seria melhor morrer	....
Creio que seria melhor para a minha família se eu morresse	....
Tenho planos concretos sob a forma como hei-de pôr termo à vida	....
Matar-me-ia se tivesse oportunidade	....

Actualmente não choro mais do que o costume	....
Choro agora mais do que o que costumava	....
Actualmente passo o tempo a chorar e não consigo parar de fazê-lo	....
Costumava ser capaz de chorar, mas agora nem sequer consigo, mesmo quando tenho vontade ...	....

Não fico agora mais irritada do que ficava	....
Fico aborrecida ou irritada mais facilmente do que ficava	....
Sinto-me permanentemente irritada	....
Já não consigo ficar irritada por coisas que me irritavam anteriormente	....

Não perdi o interesse que tinha nas outras pessoas	....
Actualmente sinto menos interesse pelos outros do que costumava ter	....
Perdi quase todo o interesse pelas outras pessoas, sentindo pouca simpatia por elas ...	....
Perdi por completo o interesse pelas outras pessoas, não me importando absolutamente com nada a seu respeito ...	....

Sou capaz de tomar decisões tão bem como antigamente	....
Actualmente sinto-me menos segura de mim mesmo e procuro evitar tomar decisões ...	....
Não sou capaz de tomar decisões sem a ajuda de outras pessoas	....
Sinto-me completamente incapaz de tomar qualquer decisão	....

Não acho que tenho pior aspecto do que costumava	....
Estou aborrecida porque estou a parecer velha e pouco atraente	....
Sinto que se deram modificações permanentes na minha aparência que me tornaram pouco atraente ...	....
Sinto que sou feia ou que tenho um aspecto repulsivo	....

Sou capaz de trabalhar tão bem como antigamente	....
Agora preciso de um esforço maior do que dantes para começar a trabalhar	....
Não consigo trabalhar tão bem como de costume	....
Tenho de despender um grande esforço para fazer seja o que for	....
Sinto-me incapaz de realizar qualquer trabalho, por mais pequeno que seja	....

Consigo dormir tão bem como dantes	....
Acordo mais cansada de manhã do que era habitual	....
Acordo cerca de 1-2 horas mais cedo do que é costume e custa-me voltar a adormecer ...	....
Acordo todos os dias mais cedo do que é costume e não durmo mais do que cinco horas ...	....

Não me sinto mais cansada do que o habitual	....
Fico cansada com mais facilidade do que antigamente	....
Fico cansada quando faço seja o que for	....
Sinto-me tão cansada que sou incapaz de fazer o quer que seja	....

O meu apetite é o mesmo de sempre	....
O meu apetite não é tão bom como costumava ser	....
Actualmente o meu apetite está muito pior do que anteriormente	....
Perdi por completo todo o apetite que tinha	....

Não tenho perdido muito peso, se é que perdi algum, ultimamente	....
Perdi mais de 2,5 quilos de peso	....
Perdi mais de 5 quilos de peso	....
Perdi mais de 7,5 quilos de peso	....

Anexos

A minha saúde não me preocupa mais do que o habitual	......
Sinto-me preocupada com dores e sofrimento, com má disposição de estômago ou prisão de ventre ou ainda outras sensações físicas desagradáveis	......
Estou tão preocupada com a maneira como me sinto ou com aquilo que sinto, que se me torna difícil pensar noutra coisa	......
Encontro-me totalmente preocupada pela maneira como me sinto	......
Não notei qualquer mudança recente no meu interesse pela vida sexual	......
Encontro-me menos interessada pela vida sexual do que costumava estar	......
Actualmente sinto-me muito menos interessada pela vida sexual	......
Perdi completamente o interesse que tinha pela vida sexual	......

(BECK e col., 1982)

COMENTÁRIOS: _____

_____

GUIA DE INSTRUÇÕES PARA PAIS COM BEBÉS NA UNIDADE DE CUIDADOS INTENSIVOS NEONATAIS (UCIN)

I – Perguntem à equipa quando e o quê podem fazer com o Vosso filho, pois com consentimento dos profissionais e o seu apoio constante vão poder, logo que possível :

a) *acariciar e falar com o Vosso bebé*

– quando ele está acordado, quando lhe fazem a higiene, quando o alimentam e quando lhe fazem qualquer tratamento; dando-lhe assim conforto com o Vosso toque e a voz que ele conhece;

b) *pegar o Vosso bebé num contacto pele-a-pele, chamado Cuidado Canguru*

– é muito bom para o bebé que cada um dos Pais o receba directamente sobre o peito, sendo o bebé colocado de fralda e barrete (se necessário) por dentro da Vossa roupa que funciona como 'saco' que o contém, segura e protege da variação da temperatura e, no caso da mãe, o aproxima do seio materno;
– este poderá ser efectuado diariamente, se o estado de saúde do bebé o permitir, cerca de 30 ou mais minutos, podendo ficar mais ou menos tempo consoante a Vossa disposição e a informação da enfermeira responsável do bebé, pois o essencial é o bem estar dos pais e do bebé, lembrando sempre que *"mais é melhor que menos"* e que *"pouco é melhor que nada"*;
– para ter este contacto com o bebé os Pais necessitam de ter tomado o banho diário, terem roupas limpas e fáceis de abrir para o bebé poder ser colocado por dentro delas;
– basta pedir ao enfermeiro de serviço para que este prepare o bebé, o retire da incubadora e Vos ajude a pegar nele na posição correcta junto do peito, num contacto de corpo a corpo;

– durante este contacto poderão verificar que o Vosso bebé está inicialmente acordado, alerta e atento para *"conversar consigo"* (altura em que será bom falar-lhe, acariciar o seu rosto, brincar com as suas mãos, etc.), depois começa a ficar calmo e relaxado acabando por adormecer (altura em que será bom deixá-lo dormir, falando pouco e mais baixinho e acariciando-o mais suavemente), sendo usual que possa abrir os olhos para Vós e os volte a fechar continuando a dormir; se sentirem que ele adormece tão profundamente que parece ter parado de respirar, a mãe ou pai que estiver a fazer o canguru deverá respirar profundamente para que o seu filho sinta esse movimento que o estimula a respirar normalmente;

– este tempo com o Vosso bebé permite-lhe que ele respire com mais facilidade por estar numa posição mais vertical e os pulmões terem menos pressão; a temperatura dos Pais regula a do bebé tal como a incubadora; o bebé vai ter oportunidade de conhecer o cheiro da mãe e o do pai, e os Pais o cheiro do bebé; o bebé vai poder voltar a ouvir as vozes dos Pais que ouviu durante a gravidez; o bebé vai ainda ser embalado pelo batimento cardíaco familiar da mãe e reconfortante do pai;

– o poder ter este tempo de reconhecimento com os Pais dá-lhe a emoção de segurança e bem estar, provocando-lhe a calmia e consequente melhor aproveitamento de energias para crescer mais rápido e para um futuro desenvolvimento mais saudável;

– os Pais normalmente também sentem calma e boa disposição (desde que estejam em boa forma física) quando estão neste contacto com o bebé.

c) *alimentar o bebé*

– pela sonda nasogástrica, no início;
– pelo biberão ou na mama da mãe, numa fase mais avançada (está estudado que as mães que fazem o canguru com os seus filhos, usualmente, têm mais leite e por mais tempo);

d) *mudar a fralda do bebé*

– com o apoio do enfermeiro que lhe dará orientação e ajuda necessária, no início;
– sozinho, logo que se sinta um pouco mais à vontade;

Anexos

e) *dar banho ao bebé*

– com o apoio do enfermeiro que lhe dará orientação e ajuda necessária, no início;
– sozinho, logo que se sinta um pouco mais à vontade;

f) *fazer outras tarefas que possam, desejem e o estado do bebé o permita*

– compor-lhe os fios;
– pôr-lhe creme no corpo aproveitando para fazer uma pequena massagem;
– trazer algum brinquedo colorido e com som agradável;
– participar noutras actividades que surjam.

II – Perguntem por outros casos, fotografias que a unidade tem de bebés que lá estiveram internados, tal como o vosso, confirmando como se foram desenvolvendo com o carinho, amor e esperança dos pais; revelando-se crianças saudáveis como as crianças de termo.

III – Existe um serviço de apoio de psicologia na Unidade de Intervenção Precoce (UIP) que os Pais podem solicitar, através de um pediatra ou de um enfermeiro de serviço da UCIN, se sentirem que gostariam de poder falar sobre os seus receios e outras emoções que o vosso coração vive e que não sabe como fazer para lidar com elas:

– Pode acontecer os Pais sentirem culpa pelo facto do filho ser prematuro, questionando-se:

> * "O que é que fiz mal? Poderia ter sido evitado?"

– Não é raro que as mães entrem em depressão após o parto, o que se pode dever principalmente a alterações hormonais e ser agravado pelo internamento do bebé. Também os pais (homens) podem entrar em depressão por toda a situação ocorrida;
– Podem sentir necessidade de algum apoio, alguém com quem conversar acerca dos medos sobre o desenvolvimento do bebé e os sentimentos de culpa em relação ao parto prematuro;
– Poderá ser uma boa experiência os Pais falarem com outros Pais sobre o que sentem em relação aos seus bebés prematuros (poderão surpreender-se com o facto de outros também pensarem e sentirem algumas coisas semelhantes);
– Chorar poderá ajudar também nos medos, responsabilidades e sentimentos de culpa, deixando-os mais aliviados para desenvolver uma relação mais forte com o Vosso bebé.

IV – Podem ainda ter o apoio dedicado da assistente social para os ajudar a resolver diversas questões tais como: local onde viverão após alta, alimentação e outros produtos necessários para o Vosso filho, quem tomará conta dele, ou outras questões legais que o serviço social poderá ajudar ou esclarecer.

V – Quando o Vosso filho estiver perto da alta hospitalar a equipa da UCIN prepara-Vos para poderem cuidar dele sozinhos em casa, no entanto, por vezes surgem complicações ou momentos em que podeis ficar mais confusos (o que também acontece com os pais de bebés de termo), para isso podeis recorrer ao pediatra que acompanha o vosso filho ou ao serviço de SAÚDE 24 PEDIATRIA (tel. 808 24 24 24) a solicitar apoio e esclarecimento.

Disponham sempre que necessitem, pois os serviços da maternidade existem para servirem os Pais e Bebés, ajudando a alcançar maior bem estar para vos proporcionar melhor qualidade de vida.

Bem hajam!*

Guia elaborado pela Psicóloga Fátima Feliciano e colaboração das estagiárias de Psicologia da Unidade de Intervenção Precoce (UIP) - Ana Figueiredo, Ana paula Almeida, Júlia Pinheiro, Lara Galveias, Natália Pestana, Sandra Malo, Teresa Pereira.

ABREVIATURAS, SIGLAS E SÍMBOLOS

(por ordem de aparecimento no texto)

UCIN	– Unidade de Cuidados Intensivos Neonatais
MC	– Método Canguru
C	– Canguru
CC	– Cuidados Canguru
MBB	– Maternidade Bissaya Barreto (do CHC)
CHC	– Centro Hospitalar de Coimbra
UNICEF	– *United Nations Children's Fund*: é uma agência das Nações Unidas que tem como objectivo promover a defesa dos direitos das crianças, ajudar a dar resposta às suas necessidades básicas e contribuir para o seu pleno desenvolvimento.
OMS	– Organização Mundial de Saúde
EUA	– Estados Unidos da América
IG	– Idade Gestacional
APGAR	– Vários testes rápidos de avaliação do recém-nascido, estabelecidos por Virgínia Apgar
O_2	– Símbolo químico do *oxigénio*
NANN	– *National Association of Neonatal Nurses* nos EUA
$C O_2$	– Símbolo químico do *Dióxido de Carbono*
UCLA	– Universidade da Califórnia de Los Angeles
DSM III-R	– *Diagnostic and Statistical Manual of Mental Disorders* 3ª Edição revista
MBPN	– Muito Baixo Peso à Nascença
RN	– Recém Nascido
VIG	– *Video Interaction Guidance*
VHT	– *Video Hometraining*
CRIB	– *Clinical Risk Index for Babies*
SNAP/PE	– *Score for Neonatal Acute Physiology / Perinatal Extension*
IC	– Idade Corrigida
BDI	– *Beck Depression Inventory* (Inventário Depressivo de Beck, adaptado por Vaz Serra e Pio Abreu, 1973)
SNC	– Sistema Nervoso Central

ÍNDICE

INTRODUÇÃO 13

CAPÍTULO I – **Aparecimento e expansão do método canguru** 19

   1. A origem do método canguru 20
   2. A expansão do método canguru 22
   3. Países envolvidos no método canguru 26

CAPÍTULO II – **Limitações e criticas do método canguru** 29

CAPÍTULO III – **Aspectos práticos na aplicação do método canguru** 35

CAPÍTULO IV – **Critérios para a aplicação do método canguru** 39

   1. Elegibilidade 39
   2. *Timings* 42
   3. Preparação 44
      3.1. Preparativos prévios à efectivação do C 44
      3.2. Preparativos e cuidados durante a efectivação do C 46
      3.3. Preparativos e cuidados após a efectivação do C 48

CAPÍTULO V – **Estudos recentes que avaliam o método canguru nalgumas vertentes especificas** 51

   1. Aspectos desenvolvimentais 51
   2. Outros contributos do C 56
   3. Implicações dos aspectos apresentados 58
      3.1. Em termos fisiológicos, comportamentais e emocionais 58
      3.2. Em termos relacionais 65

CAPÍTULO VI – **O método canguru e a vinculação** 69

1. Primeiros contactos pais-infante de termo 69
2. Primeiros contactos pais-infante prematuro 70
3. Perturbação e recuperação da vinculação do infante na UCIN 72

CAPÍTULO VII – **A amamentação e o método canguru** 79

CAPÍTULO VIII – **Os pais (homens) e o Método Canguru** 83

CAPÍTULO IX – **A UCIN e o método canguru** 85

CAPÍTULO X – **A aplicação do método canguru em casa** 87

CAPÍTULO XI – **Estudo junto de uma amostra portuguesa** 93

CONCLUSÃO 99

COMENTÁRIO PESSOAL 109

BIBLIOGRAFIA 111

ANEXOS 115

ABREVIATURAS, SIGLAS E SÍMBOLOS 151